U0311784

渡过：我的知与行

张进 著

新 星 出 版 社 NEW STAR PRESS

知行合一

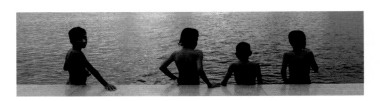

这是一本独特的小书。

它不是新闻，也不属于艺术，恐怕也不能归类为心理学。如果要归纳内容的共同点，它们都是我"知行合一"人生追求的记录。

本书包括三个方面的内容：一是八年来我在精神健康领域的思考和实践；二是我近三十年记者生涯的追忆；三是摄影作品。

I

作家史铁生说过一句话："万事万物，你若预测它的未来，会说它有无数种可能；可你若回过头去看它的以往，就会知道其实只有一条命定的路。"

时至今日，当我梳理"渡过"事业的来路，原本信奉无神论的我，逐渐产生了一个感觉：八年来，我做的所有事情，都属于"命定"。

2011年年底，抑郁不知不觉袭来。出于对未知世界的好奇，我一步步走上了研究和传播精神科学的漫漫长途。八年来，我先后做了几件事：出版了三本专著；创办了"渡过"公众号；建立了"渡过"网上社区；推出了"陪伴者计划"。自2018年，又逐渐从精神领域的知识传播阶段，进入到实际解决问题的阶段。

我曾自问："渡过"到底是一个什么样的存在？

最早，"渡过"是一本书，而后成为一个公号，再往后是一个社群、一个电台、一个课堂、一个基地。现在我认为，"渡过"最大的价值是一群人。

两年半来，"渡过"从无到有，渐成规模，最大的成就，不过是聚了一群人。这个群体可谓三教九流，有教师、公务员、医生、律师，有警察、记者、演员、企业主，有打零工的、卖保险的，有开茶馆的、做小生意的……大家因缘相遇，有共同理念，无身份之别；选贤与能，讲信修睦；取长补短，人尽其用。

"渡过"的发展，也从未事先设计，都是走完一步，下一步自然浮现；踩着节点，衔接紧密，顺应时势，如有天助。

何以至此？我想，无非是顺应了时代需求，"得道多助"。并同样归结于我为"渡过"公号确定的宗旨——"知行合一，自渡渡人"。

比如，《渡过3》的封面上印着一行字："行程万里，寻访抗郁勇者。"我在序言中写道："这本身就是记者职责所在——记录。我给自己设定的第一任务是：基于对中国精神健康问题的理解，用我的寻访，为转型期中国精神健康事业发生的变化做一个记录，为时代留一份笔记。"

这也是本书定名为《我的知与行》的原因。

Ⅱ

2014 年 7 月 20 日，一个偶然的机缘，我在自己的财新博客上涂抹了一段文字，记载了二十多年前我乘长途大巴辗转于滇桂之间的一段经历。以此为契机，我断断续续写了一组文章，定名为"旧事新叙"。其中"旧事"，是我记者生涯中行走中国的往事；"新叙"，则是站在新的视角重新叙述。

我珍视自己的记者生涯。直到今天，当看到某个热点选题被密集报道并产生巨大社会影响时，我都会心生不在现场的遗憾和浩叹，"布被秋宵梦觉，眼前万里江山"。

回忆早年，我选择当记者，一个目的是想走南闯北，走不同的路，去不同的地方，见不同的人。大起大落，大喜大悲，身心投入，知行合一，这是记者职业对我的人生馈赠。

回过头看，当我五十岁时在精神健康领域再创业，并不完全是另起炉灶。至少，三十年记者生涯训练出的职业素养，是一以贯之的。也正因为此，在创办"渡过"公号时，我会不假思索地为公号确定至今未变的宗旨——"知行合一，自渡渡人"。

基于这个考虑，我在本书中收入几篇"旧事新叙"。它是我人生和精神的写照。

Ⅲ

最后说一说我的摄影。

2014 年春，大病初愈的我，在财新传媒举办的春节晚会上，抽奖抽到一台高级手机，从此开始练习摄影。当时没有想到，这既成为我心理治愈的一部分，也成为"渡过"事业的一部分——因为攒了大量图片，我才能够办"渡过"公号，要不然购买图片会是一笔很大花费的。

回过头看，摄影对我最大的好处，是唤起了我对生活的热爱。好照片是不会无缘无故降临相机的。自从爱上摄影，四年来我走了许多路。当翻阅照片，我看到生命之河从我的眼前流过。于是，我与世界、与内心实现沟通，收获了理解与感动。

这又是另一个层面的"知行合一，自渡渡人"。

IV

严格地说，本书不是一本著作，只是一个作品集。

最初，就是否出版本书，我有一丝顾虑。我知道，我的很多想法，只是某一时空的碎片化聚合，还在不断发展和变化中，远未完善；但又想到，《渡过1》出版已经五年，这五年，精神健康领域发生了很大的变化，对《渡过1》及时增补、完善，也是对读者的交代。

所以，我很愿意在此时出版本书，同时表达一个愿望：将来某一天，当"渡过"事业发扬光大时，我可以回归记者老本行，再去行走天下，采访、研究、写作，写一本真正的专著，为我所亲历的中国精神健康领域的发展变化留下一份记录。

谨记，并以为序。

张进

2019 年 7 月 16 日

目录
Contents

一

思维现场

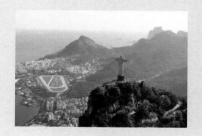

一〇七
观察现场

一四七
生活现场

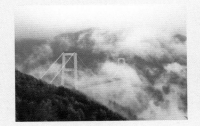

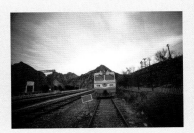

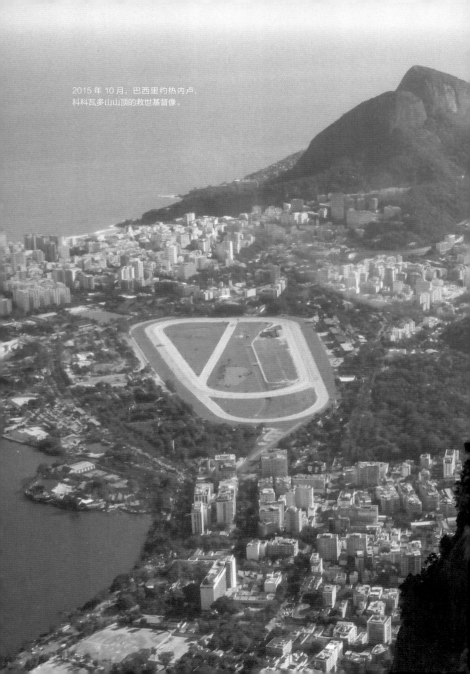

2015 年 10 月，巴西里约热内卢，
科科瓦多山山顶的救世基督像。

思　　　维　　　现　　　场

人类对于精神世界的探寻是无止境的

我对抑郁的
完整认知框架

抑郁是人体对于耗竭的消极自我调整

什么是抑郁?

从不同语境、不同角度、不同侧面，从生物学、心理学、社会学、哲学、宗教学、美学，都可以做出描述和解释，且皆有其合理性。也因为此，人们对抑郁的认知，往往是片段的、含混的、各执一词的，甚至是相互矛盾的。

这并非名词之争，无足轻重。认知决定行为，对抑郁的不同理解，自然会形成不同的治疗思路，最后放大为治疗路径的差异，所谓"失之毫厘，谬以千里"。所以，如何完整、准确地理解抑郁，绝非小事，人们不可不察。

让我们从抑郁最表层的现象——症状说起吧。

抑郁的核心症状是疲劳

任何疾病都是令人不愉快的。这个"不愉快"的感受，就是症状。所谓"诊断是治疗的第一步"，就是抓住症状，分析原因，寻找解决的办法。

抑郁作为一种生理和心理现象，其症状有哪些？教科书及患者或许会列举很多，诸如失眠、情绪低落、兴趣狭窄、快感缺失、情感淡漠，等等。这些当然都是对的。但我认为，这些症状并不是平行排列的，一定会有原发症状、继发症状、关联症状等，只有找到症状与症状之间的内在联系，才能更准确地把握抑郁。

结合我的个人体验，以及对许许多多患者的观察，我想大胆提出一个观点：抑郁的核心症状是疲劳。

这些年，我接触过许许多多不同年龄、不同性别、不同地域、不同阶层的患者，发现他们有一个共同特点，就是容易累。

一位母亲告诉我，近几个月，她发现以前生龙活虎的儿子，逐渐变得萎靡不振。一开始是不能学习，一做题就喊累；后来不能出门，和家人走路总落在最后；再往后，甚至连个人卫生都不愿打理，一个月不洗澡不洗头。当她责怪儿子"懒"的时候，儿子委屈地说："妈妈，你知道我有多累吗？"——也正因为此，最后做父母的不得不承认，儿子是病了。

还有很多家长反映，孩子能吃能玩能打游戏，玩得高兴了还哈哈大笑，就是不能学习。为此他们经常责骂孩子"好吃懒做"。其实，这也是抑郁了。在既往岁月，他们的生命能量被消耗殆尽，剩余的精力只够打游戏，不能学习，毕竟学习是要消耗更多能量的。想一想：有几个年轻人是甘愿放弃青春和学业，打打游戏就心满意足的?

　　我有一位朋友,经过几年治疗,抑郁已经好转,躯体也不难受,唯一的残余症状就是累。她现在一天有效的工作时间,不超过五个小时。所以她只能精打细算,把有限的精力用在必要的事情上。

　　回忆自己,我是在 2012 年 3 月 12 日,无力应付一件高强度工作,临阵脱逃,才不得不休假的。后来我把这一天记为自己的"生病日"。其实,这只是"承认生病日",真正生病比这早得多。据同事观察,此前半年,我就情绪低落,沉默寡言,回避社交;再往前追溯,两三年前,我就出现一个迹象——容易累。

　　我甚至能依稀回忆起,那种"累",是一种突如其来的、弥漫性的、梦境般的疲倦,它像海潮和黑夜一样,一点点泛起,逐渐淹没全身……我躺在那里,好像身体已经不属于自己,全身力气被抽空了,一动也不愿动。我现在将其命名为"瘫痪性疲劳"。当时不明所以,哪知这其实是抑郁的先兆。

　　总结如下:抑郁的各种症状中,疲劳往往最早出现(即"先兆症状"),最晚消失(即"残留症状"),又频繁起伏(即"反复症状")。

　　因此,疲劳是抑郁的核心症状。

这样的非同寻常、深刻的疲劳——"瘫痪性疲劳"，究竟意味着什么？

意味着你的生命能量不够了。

一辆汽车，汽油用完了，车就开不动了；一盏油灯，油烧光了，灯就灭了；一个人，生命能量不够了，就抑郁了。

打个比方：抑郁就是"电灯没电""汽车没油""油尽灯枯"。

这就是我的"抑郁耗竭说"——什么是抑郁？抑郁就是生命能量被消耗，以至于不能维持日常的精神和体力活动，并由此引发各种症状。

抑郁也是一个过程。生命能量总是一边被消耗，一边在补充。只有当消耗大于补充，长期入不敷出，才表现为抑郁。所以抑郁也分为轻度、中度、重度，对应于生命能量被消耗的程度。最深重的抑郁是"木僵"状态（表现为"空气枕头""蜡样屈曲"等），那时的生命能量处于最低点，几近于"耗竭"。

心力交瘁导致耗竭

接下来一个问题是：为什么会耗竭？

这用常识就可以回答：因为累了。身体累，心累，都会消耗能量。

当然，每个人对于苦难的承受能力不一样。有一部分人，他们的大脑神经特别健全，神经网络特别发达，心智人格特别成熟，比常人更适应环境，更经得起消耗，也往往能因此取得更大的成就。这样的人毕竟是少数，他们天赋异禀，得益于基因和遗传。芸芸众生没有这样的好运气，他们的消耗程度和其拼搏程度是成正比的。而在当今时代，随着科技进步，人们的体力消耗越来越小，很少有人因为身累而耗竭；相对而言，更多、更普遍、更严重的，是心力消耗。

这些年，我结识了各式各样的抑郁患者。经验告诉我，形态各异的内心冲突，是消耗能量的罪魁祸首。在此，我以严重程度为序，大概列举一些足以消耗心力的内心冲突：早年创伤、内疚、自责、恐慌、怨恨、愤懑、委屈、压抑……

很遗憾，我不能就此做出科学的论证，只是体会到，这些情绪对人的伤害是深重的。因为这是自我攻击而非外在攻击；因为自己更了解自己，所以这种自我攻击才最具杀伤力。好比一把匕首，可以直接捅向自己最脆弱和致命的所在。

五年前，我在《渡过1》"谁最容易得抑郁症"一节写道："不同的人有各式各样的性格特点。相对来说，简单、敏感、自尊、固执、要强、好胜、求全，习惯于克己、内疚、自责、自省、自罪的人，容易得抑郁症。"——这个判断，和我的"抑郁耗竭说"

是吻合的。

"神经递质假说"不能完整解释抑郁因果

按本文前述，当"生命能量被消耗，以至于不能维持日常的精神和体力活动"时，抑郁是怎么发生的？

时至今日，关于抑郁的机制机理，科学界仍无定论。相对而言，居主导地位的是"神经递质假说"，大概内容是：人的大脑中有一种化学物质，叫神经递质，其主要功能是在脑细胞之间传递信息，调节思想和情绪，促进神经系统细胞生长和修复。神经递质主要有三种：血清素、去甲肾上腺素和多巴胺。血清素掌管情感、欲望、意志，多巴胺传递快乐，去甲肾上腺素提供生命动力。如果这三种神经递质失去平衡，神经元接收到的信号就会减弱或改变，人体相应会出现失眠、焦虑、强迫、抑郁、恐惧等症状，表现为抑郁焦虑状态、双相情感障碍、精神分裂症等。抗抑郁药物就是在上述理论指导下，针对这三种神经递质研制出来的。

我曾经是神经递质假说的信奉者，也曾相信，只要药物对症，就一定能治愈抑郁。但随着实践的深入，我开始思考两个问题：为什么抗抑郁药要使用一段时间才能起效？为什么有时候起效有时候不起效？

按理，假如抑郁的病因就是神经递质失衡，那么当抗抑郁药物进入大脑，改变了神经递质浓度，抑郁症状就应能迅速得到缓解，不至于要再等三到四周时间。

我曾试图用"血脑屏障"来解释这个现象：药物像士兵一样，要前赴后继，攻破血脑屏障，才能进入大脑发挥药效。但假如是这样，一旦药物对症，就应该持续见效，为什么现实中很多患者的症状会反反复复、时起时伏、阴晴不定？

这说明，神经递质确实和抑郁有着千丝万缕的关系，但它们只是间接相关，而不是直接、单一的因果相关。

抑郁的本质是强制休息

层层递进至此，我们可以集中指向一个问题：抑郁的本质是什么？

近年来，我研究过数千患者的完整病程，越来越注意到一个现象：绝大多数患者，他们的病情并非一成不变，也不是越来越重，而是起伏循环的。

事实上，在 20 世纪 60 年代第一粒抗抑郁药发明之前，人类的抑郁都是靠自愈的。即使在今天，也有很多人服药无效，自己慢慢好起来；与此同时，更多的患者，在漫长的岁月里病情反反复复，呈规律循环状态。

由此，我想起老子《道德经》中的一段话，"万物并作，吾以观复；夫物芸芸，各复归其根"。继之又想：人类是不是天然具有从抑郁中康复的能力？甚至，这抑郁就是人体机能的一个组成部分？

世界上目前还有很多用科学无法完全解释的事情，比如宇宙的形成，比如人类的出现等。人体就是一个非常精妙复杂的有机体，人的整个生命过程，我们至今无法描述，但我们不得不承认：人体具有神奇的自我调节机能，这和宇宙的运行如出一辙。

如果借用宗教的语言，大约可以这么说：人类是上帝的杰作。上帝在造人的时候，或许考虑到子民的困厄，故预设了一套自我调节系统，让人类能够在严酷的竞争环境中生存下来，并不断繁衍、进化。

比如恐惧。恐惧是一种令人不快的情绪，但又是必不可少的"刺激—反应"模式，是人种得以在地球上生存的法宝。以对蛇的恐惧为例。人类的早年是在丛林里度过的，蛇是丛林主宰，漫长岁月里，人类对蛇的恐惧如影随形，渐渐成为基因，铭刻在大脑深处，驱使人遇到危险及时应对。假若没有恐惧，人类早就灭绝了。时至今日，蛇早已不对人类构成威胁，但多数人见到蛇，还是会产生本能的不适反应。

又如疼痛。疼痛更是一种痛苦体验，殊不知，疼痛也是一种自我保护机制。疼痛让你知道处于不安全的情境，并迅速应对，避开危险。

再如高血压。按照中医的思路，高血压不是病，而是人体的自救。我们的血压时刻都在变化，就像潮水一样起落，高血压就是通过加压的方式，加速气血运行，满足生命活动的需要。

由此我联想到，和"恐惧""疼痛""高血压"一样，"抑郁"也是人类对于"耗竭"状态的应对机制，是人体的自我保护措施。

如前所述，抑郁的原因是心力交瘁，难以为继，急需休养生息。但很多时候，人们意识不到这一点，也容不得自己休息。这个时候，诚实的身体就会越过大脑，直接发出"休息"指令，其手段就是调节大脑的神经递质浓度。

我们知道，抑郁最常见的表现是：兴趣狭窄、情绪低落、思维迟缓、运动抑制。病情严重时，患者什么也不想干，什么也干不了，连刷牙、洗脸的能力都丧失了。这的确很痛苦，但它客观上产生了一个效果——减少消耗。

或许可以这样解释：人的生命能量是恒定的，当你过度透支，天长日久，便会积劳成疾。这时，身体便通过调节神经递质，阻断快感，减少活动，强制休息。等"冬眠"一段时间，体力精力恢复，生命能量上升，神经递质回归平衡，抑郁症状就会缓解。现实中，很多患者的身心状况显示出明显的阶段性特征，原因或在于此。

按照这个解释，神经递质失衡是对耗竭的应对，而不是抑郁的直接原因；既然如此，抗抑郁药延迟起效，就可以理解了。

由此我联想到"代偿说"：当生物体的某些器官因疾病受损，机体会调动相关部分来替代或补偿其功能，在体内建立新的平衡。最典型的例证是：如果一个人视力受损，听力就会变得更发达。代偿对生物体是有利的，但也会带来一些副作用。同理，作为代偿的抑郁也有副作用，即前述一系列症状——这是为了维护大局必须付出的代价。

抑郁警示你必须自我调整

如果这么理解，抑郁就不是"天降横祸"。它不是无缘无故出现的，它本身不是灾难，而是你的人生其他方面出了问题，身体用抑郁向你提出警示。

至此，我们可以得出本文的结论：抑郁的本质是人体对于耗竭的消极自我调整。

请注意，这句话有三个关键词："耗竭""调整""消极"。所谓消极，即指这不是人的主动调整，而是被动休息。

人是一座自动运行的化工厂，每时每刻都在发生各种精密的化学反应，维持自己的生命活动。当能量消耗殆尽，你还不肯主动调整，或者因错过时机调整不过来，人体只好启动神经递质调节机制，迫使你长期处于"被调整"阶段——这就是抑郁。

接下来讨论最后一个问题：既然抑郁可以通过被动调整而自愈，是不是就可以不管它，任其自生自灭？

也不行。因为具体到每一位患者，抑郁能否通过调整而自愈，何时会自愈，自愈是否彻底，是否会有反复，是否会有残余症状，谁也不知道。

据经验观察，抑郁患者如果不予治疗，大约会出现"三三制"——约三分之一会自然恢复；另三分之一会反反复复，拖成慢性；再三分之一最终会选择自杀。

而且，人类发展至今，消极调整（即休养生息）越来越困难。这个时代已经不能给人一个从容自我调整的机会，很多人一息尚存，就会拼命，所以，社会上抑郁越来越多，越来越严重。

况且，在上述三三制之外，还可能出现一个更糟糕的后果：患者封闭退缩，社会功能退化。这是消极调整所无能为力的。

怎么办？这就需要积极调整，包括药物治疗、心理治疗、社会支持、价值实现，等等。

Supermän

本文观点我很认同。抑郁如果是能量耗竭的一种信号＋强制性被动调整措施，那么就好像咳嗽是喉咙发炎的信号＋缓解喉咙不舒服的被动措施。拿出我们对付咳嗽的态度去对付抑郁，它就好治疗多了。第一是不恐惧，我们只是把咳嗽当成一个小毛病，可现在人们对抑郁的描述是"大黑狗"；第二是能意识到问题并有自救意识。人们会很自然地意识到，咳嗽是喉咙出了问题，并主动采用多喝水吃消炎药等方式去治疗；而对于抑郁，人们认识不到甚至不愿承认自己情绪和身体能量失衡，就更不会主动采取多运动多社交养成良好的生活习惯等方式去调整了。通常的做法也就是破罐破摔，"我就是抑郁了，我也没办法，我不想动，不开心！"这不是把毛病惯坏了嘛！正确的做法就是自救或找医生啊。从认识上改变，很多复杂问题就可以简化，一简单就好办了。我这三年的状况大概就是之前的能量耗竭导致的，

但我已经明显感觉到在恢复了。

书僮

老师，这是我看过对抑郁最准确的分析和描述，实在太感动了！抑郁症患者用尽了所有力气在维持日常生活和工作，真的很累，却很少有人理解。谢谢你懂我们。

寒春木棉

这是我看过最贴近抑郁本质的文章，真实朴素，能够引发人的思考。

申

说得很到位，然而精疲力竭的我并没有休息的资本，还要拖着奄奄一息的躯壳往前爬，真的心如死灰，很想长眠不醒。

晓敏

生病七年，虽然恢复得非常不错，但经常还是会疲劳，力不从心，容易累。有时甚至怀疑自己算恢复好了吗？为什么还会累？看完老师的解析，明白了是自己生命能量补充得还不够，还需要继续调整，劳逸结合，有正确的认知，保持好心态，接受现实，积极应对。

（书中的留言皆选自"渡过"公号上的读者互动。——编者注）

上一篇讲到，抑郁古已有之，在抗抑郁药发明之前，人类的抑郁大多是靠消极调整（被动休息）自愈的。

但这样的被动调整毕竟不可控，首先，患者不知道这是调整，心不甘情不愿，意志沦落，信心丧失，很有可能走上绝路；其次，患者大多没有条件从容调整。面对艰难时世，心焦气躁，

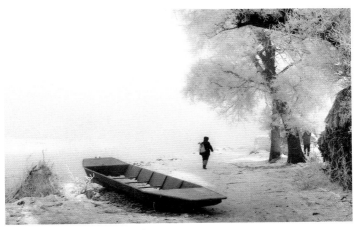

2015年1月，吉林省吉林市，松花江畔。

害怕被甩出人生轨道，急于上班、上学，调整往往被打断，前功尽弃，甚至陷入恶性循环。因此，仅靠被动调整是不够的，必须进行积极调整。

首当其冲是药物治疗。关于药物治疗，不知为何，这个并不复杂的问题，总是存在势同水火的争论，支持者、反对者旗鼓相当，争执不下：支持者认为，只有药物治疗才能真正解决问题；反对者则视之为洪水猛兽，断定有害无益。而对药物治疗的不同理解，将直接影响治疗的策略和路径选择，进而影响治疗效果，故需明察。

药物治疗绕过病因，以消除症状为目标

我们回顾一下抗抑郁药物发明的历程。

人类历史上最早的抗抑郁症药物，叫异烟肼，最初是用来治疗结核病的。研究者在做药物实验时，意外发现：结核病患者服用异烟肼后，会出现欣快情绪。顺着这个路径，第一代、第二代抗抑郁症药物陆续问世。

人们在无数次实践中，发现这些抗抑郁药物有两大特点：一是可以有效地缓解抑郁症状；二是能够调节患者大脑中神经递质的浓度。由此大致可以判断：抑郁症状和三种神经递质之间存在某种对应关系。

不过，这一切至今只停留在现象描述层面。相关性确实存在，但为何相关？抑郁症状为何能消除？机理尚不清楚。如前所述，关于抑郁的发病机制，目前仅有一些假说（如神经递质假说等），它们都有一些研究成果作为论据，但有时也相互矛盾，甚至相互否定。

由此看出，抗抑郁药物只是对症治疗，而非对因治疗。它跳过了造成抑郁的原因（耗竭），试图通过调整神经递质，改变大脑功能，直接消除"症状"。

对此，我自己就有深刻感受。用药见效后，那些困扰自己的烦恼还在，但是灰暗的心境却活生生被提亮了。所以，抗抑郁药物是对抑郁症状直接、快速、硬性的矫正。

上一篇的观点是，抑郁的本质是能量耗竭，于是大脑启动调节机制，减少活动，强制休息。从这个角度看，如果二话不说，直接使用抗抑郁药物消除症状，是不是太直接太粗暴了？因为这相当于剥夺了患者休养生息的机会。理论上，当抑郁爆发，给患者留一些休养生息的机会是必需的。不然，直接消除症状，相当于打了一针强心针，让患者勉力支撑，可能会进一步加剧耗竭。

好在现实中，这个可能性并不存在。因为大多数人，出于无知、惰性和病耻感，不到万不得已，是不愿意去医院看病的，遑论吃药。一般来说，一个患者，从出现症状到承认疾病，再到就诊吃药，到最后吃药见效，都要走很长一段弯路，事实上给调整留下了一定的时间和空间。比如我自己，从开始觉得累，到快感减退，再到减少活动，最后去医院看病，至少用了三年。和我一样，对大多数人来说，采用药物治疗，不是太早，而是太晚。

在此顺便谈谈另一个问题：很多人担心，抑郁没有及时治疗，会不会越来越重？

据我观察，这并非必然。抑郁是一种自限性疾病，是可以自愈的。也就是说，抑郁未能及时治疗，固然不是好事，但也未必一定带来严重后果。现实中，很多患者从未治疗，一生反反复复，尽管生活缺乏质量，也未见得会全面崩溃。

当然也有观点说，如果患者抑郁时间太长，大脑某些部位会出现器质性的、不可逆的病变。但这个说法并没有获得严格精确的验证。

也许现实中更需要防止的，不是耽误治疗，而是胡乱治疗，导致治乱、治坏的恶果。由于精神疾病的复杂性，以及中国基层精神医疗资源的严重不足，很多患者不能得到专业诊治，其病情一开始可能并不复杂，但经过多次误诊、不当用药后，疾病的本来面目、病情的发展、药物的副作用等诸多因素搅和在一起，给后续治疗和康复带来了额外麻烦。

所以，抑郁不能不治，也不能瞎治。

药物治疗是相对最可把握的选择

上面提到，药物治疗治标不治本。既然如此，是否还有意义？很多反对者因此而对药物治疗不屑一顾。

现实给出了回答：当然有意义。

治疗的目的是解除病痛。医学上本来就有"对症治疗"和"对因治疗"之说，在很多时候，治标和治本并无高下之分。对于很多自限性疾病，缓解症状足矣。比如感冒也是一种自限性疾病，治疗感冒也是"治标"，只要能缓解头疼、鼻塞、咽痛症状就行，何须治本？

对于抑郁来说，药物治疗能够有效地缓解痛苦，改善心境，增强动力，避免自杀，从而为采取心理治疗和其他疗愈方式赢得了时间和空间，其意义无论怎么评估都不过分。

不要小看一粒粒小小的药品，它是科学的结晶。相信药物，就是相信科学。可以说，自从人类发明抗抑郁药后，抑郁治疗就进入了一个新天地。

但是，在现实中，药物治疗却是受到排斥的。很多患者得病后，首先希望侥幸能好；实在不行，会想着吃点中药；或者去做心理咨询，再或者打坐、瑜伽之类。几乎每一位患者，在决定采取药物治疗之前，都有这样的思想斗争：吃药是不是就说明我确实病了？吃药到底管不管用？有没有副作用？会不会上瘾？

这些都是我们选择接受药物治疗的障碍。在此，我来做一个剖析，希望能打消大家对药物治疗的疑虑。

我认为，对于部分患者来说，吃药不是"好不好"的问题，而是"不得不"的问题。

为什么患者普遍对吃药如此疑虑？这些年，我接待了大量患者，发现他们对于药物治疗有两个顾虑：其一，担心药物有副作用；其二，担心会形成药物依赖。

先分析副作用。精神科药物作用于大脑和中枢神经，副作用确实比其他药物要大一些。很多患者不能接受副作用，因此不愿吃药。

其实，副作用确实存在，但也没那么可怕。药物说明书上载明的副作用，可以理解为"免责条款"，出现概率很低；副作用的大小和患者本身关系很大，也与其服药时的内环境有关。何况，多数副作用很快就可缓解、适应，不会给人体造成长期后果。无论如何，服药的副作用与精神疾病对人的摧残相比，微不足道。因此，在疾病和副作用之间，应是两害相权取其轻。是不是这个道理呢？

其次，关于药物依赖，即"上瘾"。

精神科用药有两个特点：一是需要较长时间才能起效；二是见效后不能立刻停药，往往需要维持治疗一年以上时间，甚至更长。有些患者不能坚持到药物见效，或者一旦见效就迫不及待停药，造成复发。正因为此，很多人以为吃药会上瘾。

这是一个误解。药物研究证明，抗抑郁药没有成瘾性。之所以要长时间服用，是因为大脑要保持神经递质的浓度，暂时离不开抗抑郁药物。

我多次对病友打过一个比方：一个人骨折了，不能走路，需要有一根拐杖帮助他，为其助力，让他能够站稳往前走。这根拐杖不能轻易撤掉，要等他骨头长结实了，恢复行走功能后，再慢慢地、一点点地撤除。我们能因此说患者是"拐杖依赖"吗？

除了打消上述疑虑，还应该看到药物治疗的很多优点：

第一，药物治疗对患者要求不高。患者只要遵从医嘱，坚持服药，足量足疗程，该起作用就会起作用。

第二，尽管药物起效需要一段时间，从两周到一个月不等，但相对于心理治疗，还算是比较快的。

第三，与心理治疗相比，药物治疗相对便宜，患者经济负担相对较轻。

第四，药物治疗的依据是科学，因此可操作、可复制、可验证、可重现，是靠得住的。

正因为此，对于治疗抑郁，我不敢说药物是最好的选择，但至少是相对最可把握的选择。

承认药物治疗的局限性

为完整起见，也需要客观评述药物治疗的局限性。

药物治疗肯定不完美，否则也就不会有那么多的反对者了。我认为，药物治疗最大的局限是其疗效的不确定：一是不知道到底有没有效果；二是不知道它什么时候能起效；三是不知道这效果能不能一直保持下去。毕竟造成身心耗竭的因素还在，一旦旧景重现，难免故态重萌。

经验表明，抗抑郁药物治疗的应答率大约是 80%，有效率大约是 60%。也就是说，大约 40% 的患者用药是无效的。这还不包括误诊、用药不当、患者缺乏服药依从性等情况。也就是说，即使医生做出了正确的诊断，找到了对症的药物组合及剂量，患者也努力配合，坚持足量足疗程服药，仍然会有大约 40% 的患者治疗效果不明显。

所以，精神科用药，存在碰运气的状况。患者要想知道抗抑郁药是否起作用，唯一的办法就是尝试，然后等待。医生和患者都需要耐心试药、调药。

另一种情况是，有些患者虽然用药见效，但好得不彻底。比如仍然会头疼头晕，认知能力、感受能力、情绪等也没有完全好转。这些就叫作残留症状。很多患者隐隐约约觉得自己好了，但总觉得哪儿不对劲，对于生活不能全身心投入。

很多患者在咨询我时，会反复问："我好了吗？"我的看法是，如果患者真正好了，他是会忘记自己的病的；如果还在反复琢磨自己有没有好，那就是没有彻底好。

第三种情况是，仅仅药物治疗不能避免复发。且不说患者不能坚持服药，以及过早停药，一些患者即使严格遵守医嘱服药，仍然会复发。这说明，药物治疗不能解决所有问题：如果不能同步给患者补充能量，就相当于打强心针——尽管患者可以正常生活，还是很容易再次耗竭，即所谓"复发"。

故而，我们可以得出结论：

首先，药物治疗是有效的；在很多时候是必需的；其效果也是有限的。

其次，药物治疗有其适用范围；它是一个有效手段；不应抵触，也不必夸大。

什么情况下需要用药物治疗？

那么，具体到每一位患者，该如何选择？

先讲两个真实的故事。

一个男孩，因学业压力突然辍学。他拒绝和外界交流，把自己关在家里，没日没夜打游戏。他怨恨父母，认为一切都是父母害的。父母很着急，带他去做心理治疗，毫无效果。耗了两个多月，孩子出现躯体症状。父母带他去精神专科医院看病，诊断为抑郁症，疑似双相。

起先家长对医生的诊断也将信将疑，没想到用药仅三四天，孩子情绪好转。一周后，一改往日消沉低落的状态，主动说话做事；本来对前途悲观失望，现在觉得"有奔头"。有一夜和妈妈聊天，聊了整整一夜，把心事都对妈妈说了。和妈妈旅行，主动把座位让给妈妈，揽着妈妈的肩膀看视频。妈妈且喜且忧，带孩子去复诊。医生确诊为双相，立刻调整用药。一周后，孩子病情渐趋稳定。

另一个故事的主角也是男孩，辍学。家长直接带他去看病，诊断为抑郁症，用药治疗。但孩子对药物不敏感，治疗数月，既不起效，也没有副作用。无奈之下去看心理医生，采用认知行为疗法。孩子很感兴趣，坚持训练一年多，认知获得调整，症状消失，成功复学。

两个故事说明了一个道理：积极干预即药物治疗和心理治疗，不存在哪个好、哪个不好的问题，而是哪个更适合的问题；

药物治疗和心理治疗也是不排斥的，完全可以同步进行，或交替进行，重要的是把握分寸。

当然，如果一定要二选一，我认为，在这几种情况下，患者必须首选药物治疗：

1. 病情急性发作，来势凶猛，患者有自杀意念。

2. 生物因素是主要病因，心理和环境影响不大。

3. 患者病情严重，严重缺乏动力，无心无力做事。

4. 找不到合适的心理医生。

5. 经济困难，无力支付高额心理治疗费用。

需要承认，当下抑郁症药物治疗确实不够理想，但暂时没有别的疗法可以全面替代。尝试药物治疗，必然是大多数患者的现实选择。

简单概括一下，就是：药物治疗是首选项，心理治疗是必选项。

陈速 David

再补充一下。

第3点：文中认为抑郁的核心症状是疲劳。从科学的角度看，疲劳是个很笼统的词，就好比我们说的头疼。如果有人说，高血压的核心症状是头疼，我想绝大部分医学家和科学家都不会认同。抑郁中的疲劳，严谨科学的说法应该是"低动力"。您有兴趣的话，用这个关键词，检索一下科学文献，会发现这几年来已经有几百篇相关科学、医学论文，从脑神经分子机理到临床诊断治疗，都对您定义的"瘫痪性疲劳"进行了充分的研究，而且和您文中的观点有很多不同。

脑神经科学近十几年来的发展突飞猛进，您文中的很多困惑，都早已有了科学的、经过实验验证的答案；您文中的很多观点，近十几年的科学研究都给出了相反的答案。随便举个例子吧，文中提到：血清素掌管情感、欲望、意志；多巴胺传递快乐；去甲肾上腺素提供生命动力。这都

是四十年前的老皇历了，脑神经科学和医学临床研究已经证明：影响抑郁症的神经递质，远不止以上三种；神经递质的作用是非常复杂多样的，远远超过人们曾经的想象。

陈克智

张进老师的这些认识，有科普性的，也有联想假设，我认为非常有建设性，几乎也是正确的。张老师一开始完全推崇药物，后来转向全面、非

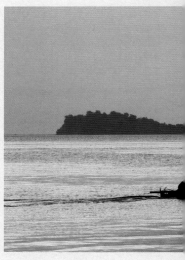

2017年7月，菲律宾苏禄岛。

常好。至于一些反对的意见，特别像上面陈速这一类的，他们是西医的循证医学派的。西医是科学，科学要实证，要实实在在地证明其存在才承认。但正是这一点，西医遇到了大麻烦。人类每年在医学研究上投入了海量资源，但发展十分缓慢。你只要翻开那巨厚的西医内科学教科书，就会发现几乎所有的疾病都病因不明！完全可能，一麻袋有机

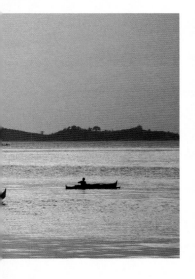

肥料和一个人的元素组成完全相同，但人有喜怒哀乐，有感官接纳信息，并能做出机体、思想、言语和行动的相应反应。这一切都是脑生物电和生化的瞬间反应，科学家实在难以捕捉。因此，我认为应该有更高层次的思想方法，这就是中医思想。

romy

只有得过抑郁症的人才能够明白这其中的痛苦。作为一个精神科医生又得过抑郁症，最有发言权了。药物治疗必不可少。而且我还是中西药结合治疗，不过刚开始服药时也是犹豫不决和非常痛苦的。

钟锦洲

本人主张：药物治疗是首选项，心理治疗是辅助项，户外运动是必选项。这种系统治疗有见效快、治愈短、控制强的特点。如果一个人一生中有一项自己喜欢的户外文体项目，而且这项目环境不是孤独的、封闭的，将会终身受益。

心态学

精神医学把抑郁症说成"感冒"，每

个人都可能得抑郁症的说法是误导人类。实际上，抑郁症是大脑控制运动部位神经系统比较弱，一旦大脑长期负担过重，缺乏营养，就容易失控，对全身肌肉系统失去控制，不但全身懒散，咀嚼食物也变得困难。吃得少或者只吃容易咀嚼的碳水化合物，会让大脑进一步失控，恶性循环，让人无法摆脱抑郁症状。精神分裂症也是症状，是大脑控制记忆和逻辑思维的神经系统弱。唯有依靠爱的环境减轻大脑负担，增强营养让大脑神经系统恢复功能，人才会自然摆脱各种心身异常的症状，而不仅仅是情绪思想异常。

Dolly

希望患者家人能够好好阅读，了解病情的特点，是对病人最好的支持。

梦梦

在治疗过程中，很清楚地记得药物（西药）起效的那一刻，我一下子找回了丢失已久的快感，突然间觉得生活是那么美好，有一种活着很好的感觉。我很庆幸我接受了西医的

药物治疗。

文妮子

非常专业且暖心的文章！非抑郁症患者不能明白。

波波

精神疾病和许多疾病一样，需要终身服药。药物有副作用也不能停药，因为有时犯病自己都无法察觉。

晓敏

要想改变症状，一定要吃药，哪怕暂时见不到效果，也应该积极就医，相信科学。我刚开始发现自己不对劲儿，就去求助心理医生，也积极配合吃药。当时就已经病得不轻，只是自己不知道。短期吃药也见不到效果，就开始挑剔医生，各种不满⋯⋯那时心情和生活真是一团糟，直至发展到不能自控，自己和家人才意识到病情的严重性。

ruijuan

我觉得可以把药物治疗看作是西医，把心理治疗和生活方式调整看作中医，一个治标，一个治本，都需要。

舞

首选药物治疗。还有一种情况我觉得可以补充：就是自杀念头，对自杀有渴望。我是先进行心理咨询后服药的。心理咨询对自杀念头短时间无明显作用，但百忧解对这个念头的消除有立竿见影之效。

脱发柚砸

我来反馈一下。一直有自杀自伤观念，重度抑郁发作期脑子会非常混沌，没有动力自杀。药物能让我情绪趋于稳定，大脑相对清醒一点，但没有找回全部动力。没动力就平静瘫着，有动力就高高兴兴在自残自杀边缘试探。我开始服药大概两年，其间曾经自杀未遂。一开始服药能够让我非常开心，但因为心理问题根深蒂固，所以在药物反应趋于平静之后情绪会很快变低落，然后药物慢慢就失去了作用。并且，换药也没有用。我会对长期服药身体产生耐药性产生担忧。长期服药也并不一定能直接硬性矫正症状，甚至在某一阶段一开始让我一下子有了

自杀的动力。推荐心理为主药物为辅的综合治疗。我始终认为医疗应当对症下药。固然某一类的病能归纳出它的共性和普适性的治疗方式，但对于病因实在复杂的心因性疾病，我祝愿每个个体都能得到细致的分析，得出恰当的治疗方案。

Lily 黎

非常真实地写出了抑郁的感觉体验。

等等等

我躯体化很严重，心理咨询师用了两个月也没有办法，只好让我去医院。我吃药副作用很多，并且一直持续，但是躯体化症状等很少复发了！

yanti

请问张老师，抑郁症服药后具备哪些条件可以考虑停药呢？

作者回复

三方面：1. 身心稳定；2. 内心冲突解决；3. 环境足够友好。

心理治疗的目标是解决内心冲突

和药物治疗一样，现实中，人们对心理治疗颇多误解。

最主要的误解有两个：一是"心理治疗无用论"，认为心理治疗是大话空话，只能哄哄人，起不到实际效果；二是"心理治疗神奇论"，以为心理治疗有独门秘籍，只要找到一个咨询师，把自己交出去就行。

两个误解，本质上是一回事，都是缘于对心理治疗的无知。

近些年，心理治疗获得了较大发展，一个人情绪不好，身边就会有人建议去做心理咨询。但是，心理咨询到底是怎么一回事？怎么去做心理咨询？应该选择什么样的心理咨询师？多数人对此并不清楚。

我也一样。八年前刚患病时，出于对药物治疗的恐惧，选择先做心理咨询，幻想心理咨询有某种神奇的力量，不用吃药，做上一两次就能好。回过头看，当时的我太无知了。既不懂心理治疗的原理，也不知道自己的问题出在哪里，更不知道如何去找适合自己的心理咨询师。白白浪费了很多钱和时间，没收到任何成效，还让心情更加沮丧。

因此，在后来很长一段时间，我对心理治疗是怀疑和排斥的。再后来，通过学习心理学，我接触到大量案例，才认识到心理治疗确实有用，甚至不可缺少，只是其产生效果需要非常严格的限定条件。

到底需要哪些条件？如何达到这些条件？这要从心理治疗的原理说起。

心理治疗是在神经活动的上游解决问题

我们先拿药物治疗来做对比。

抑郁的发病机制很复杂，至今尚无定论。我曾提到，目前占主导地位的是神经递质假说。以此为出发点，药物治疗的原理是：通过用药，强行改变大脑内神经递质的浓度，带动感知变化，进而改善情绪，缓解症状。

心理治疗则是另一个路径。我在第一章提到，抑郁的原因是耗竭，而耗竭更多是因为内心冲突；形态各异的内心冲突，是消耗生命能量的罪魁祸首。

也可以这么理解：心理疾病是患者内心的投射。心理治疗的任务，是帮助患者发现内心被扭曲的情感力量，领悟它与自己存在问题的关联，解决内心冲突。这是在神经活动的上游通过干预大脑中枢层面直接改变认知，反向调节神经递质，进而改变下游。

这里所说的"上游""下游"，仅是一个形象的说法。概括而言，人的精神活动可以理解为一个"刺激—调节—反馈"的循环。精神疾病的发生一定是整个神经环路出了问题，而非单一靶点异常。在这个神经环路中，神经递质应该属于下游，而大脑的皮层、灰质、白质、丘脑、垂体、神经核团等，则属于上游。外部因素通过刺激上游，改变下游，又反过来形成认知反馈，影响上游。这是一个循环往复的过程。

因此，心理治疗的原理可以概括为：调整来访者的心态，消除内心冲突，改善神经过程，减少自我消耗和自我攻击，从而保护和补充生命能量，达到消除症状的目的。

如此看，神经递质的改变，只是一个结果而已。

心理治疗能起哪些作用？

接下来的问题是，心理治疗能解决哪些内心冲突？且听我由浅入深，一一道来。

一是让来访者宣泄不良情绪。很多来访者内心都淤积着各种负面情绪，有话没处说，也不能说。找到咨询师尽情倾诉，咨询师不用说一句话，只是共情、倾听，对来访者就很有帮助。

二是为来访者释疑解惑。很多人都是生活中遇到烦恼才来咨询的，比如生老病死、人际冲突等。咨询师总会比一般人多一点见识和经验，再从旁观者角度为来访者分析问题，提出解决方案，或许能让他豁然开朗，改善心境。

三是帮来访者解决应激障碍。人生在世，难免会遭遇一些重大负面事件，如天灾、人祸、失学、失业、失恋、事业挫折，等等。身边的人只能安慰、劝解，咨询师则可以用专业技术，帮助当事人尽快摆脱悲哀、消极、沮丧的情绪。

四是为来访者纠正不良认知，同步行为矫正。咨询师就像一面镜子，映照着来访者，帮助他进行自我审视，扭转认知偏差。在这方面，认知行为疗法（CBT）可以起到很大作用。

认知行为疗法的精髓是：认知决定情绪，而非事实决定情绪，然后情绪决定行为。人的烦恼并非来源于实际问题，而是来源于看待问题的方式；有什么样的认知，就会有什么样的情绪。认知行为疗法就是帮助你分清楚，你的痛苦感受哪些来自事实，哪些是由于思维误判造成的；然后用积极的认知替代错误的认知，提高对情感反应的控制能力，并转化为具体、正确的行为。

五是修复患者的潜意识创伤。很多人的心理问题并不在现实生活中，从表面上看，他一帆风顺，事业有成，家庭和睦，但潜意识深处却可能隐藏着创伤。这方面，精神分析和催眠，或许可以找到来访者沉睡的早年创伤和深层消极记忆，然后有的放矢，去除病根。

六是在临床治愈后，帮助来访者回归社会，恢复其社会功能。如前所述，药物治疗只能消除症状，回归社会才是最终目的。通过打开内心，培养积极的思维习惯和行为模式，来访者或可重新认识自己、接纳自己，重建与世界的联系，释放被扭曲的内在能量，实现人的整体提升。这也应了一句话，即康复和成长是每个人毕生的功课。

从上述内容看，心理治疗的作用应该比药物治疗更深刻、更彻底。现实生活中，相当一部分患者通过药物治疗改善了症状，但心态未变，内心冲突依然存在，抑郁就有可能复发。因此，相对于药物治疗，心理治疗是有可能标本兼治的。

打一个比方：抑郁症患者的症状，好比海面上的大风大浪，根本原因是海底有火山爆发。药物治疗只是抚平海面的风浪，更彻底的办法是通过心理干预，找到并堵住海底的火山口，才能解决根本问题。

这意味着，心理治疗的应用范围非常广泛，可以涵盖不同疾病整个病程的所有治疗阶段。正是在这个意义上，或许可以说，心理治疗是摆脱抑郁的必选项。

但是,"必选项"之说,只不过是理想化的表述,现实与其大相径庭。

理论上,心理治疗不但能治标,还能治本,而且不用吃药,不担心副作用。既如此,是不是干脆就用心理治疗来代替药物治疗呢?

不行的。中国有一句古话,曰:"梁园虽好,却非久恋之家。"心理咨询虽好,却不是那么容易获得。

相对于药物治疗,心理治疗成本很高,且有着严格的限定条件。这不仅包括来访者的个人素质、能力,还包括其现实背景,如物质基础、家庭情况、社会支持系统,等等。

具体而言,心理治疗要取得效果,需要满足如下限定条件:

首先,心理治疗的实质是来访者的自我成长。采用心理治疗,来访者一定要有积极求治的愿望。如果是被迫的、抵触的,治疗就不可能有任何效果,甚至有害。这就需要他信任咨询师,与咨询师建立良好的咨询关系;而且要有一定的悟性,勇于自我剖析,能够长期坚持自我训练。

其次,咨询师的水平至关重要。他必须具备和来访者相匹配的专业能力,有一定的社会经验和人生阅历,能够和来访者共情,引导其自我探索,实现人格成长。而心理治疗门派众多,咨询师队伍鱼龙混杂，因此来访者需要懂一些心理学，才能够找到适合自己的咨询师。

最后，来访者的心理问题不是一天两天形成的，解决问题同样不可能立竿见影。心理治疗有"长程""短程"之说，即使短程，也需要三五个月，长程则往往耗时数年，这需要来访者有比较稳固的社会支持，包括财力和物力。

鉴于上述限制条件，心理治疗尽管有很多优点，却不是那么容易实现。我们只能根据自己的情况量力而行。

当然，在某些情况下，患者只能选择心理治疗：

1. 对药物不敏感，多次换药无效。

2. 对药物太敏感，体质不能承受药物的副作用。

3. 是女性患者，处于某个特定时间段，比如有生育和哺乳需求等。

现实中，"药物派"和"心理派"都大有人在，他们往往从个体经验出发，力挺药物治疗或心理治疗，经常爆发激烈争论。我观察到，更多时候，心理派会流露出一些自豪和骄傲，他们认为，药物派完全靠吃药，放弃了个人努力，因而显得"不够强大"。对此，我部分赞同。的确，心理治疗体现了人的自主意识和较高的素质，通过心理治疗战胜抑郁的朋友，是很了不起的。

但从现实出发，我们不能不看到，要做心理治疗，并且取得效果，殊为不易。也就是说，假如你外部环境友好，人生任务基本完成，无须面对高度对抗性的竞争，有充分的时间和空间来自我完善，就比较适合选择心理治疗。但大多数人不一定拥有优越的条件。他们可能正处在人生的节骨眼上，承担着个人发展和养家糊口的重任，无法回避生存竞争带来的压力，不可能一直保持良好平和的心境，也缺乏足够的财力物力，这时恐怕不得不更多地借助于药物治疗。

这是一个冷酷的现实：心理治疗虽好，却不是每个人都有条件去做，且能长期坚持，并能最终取得效果的。我们一定要谨慎评估自己的条件，做出合适的选择；而有条件做心理治疗的人，最好不要无意中流露出优越感来。

写到这里，我想起了美国作家菲茨杰拉德《了不起的盖茨比》中的一段话：

"我年纪还轻、阅历不深的时候，父亲教导过我一句话，我至今念念不忘。'每逢你想要批评任何人的时候，'他对我说，'你就记住，这个世界上所有的人，并不是个个都有你拥有的那些优越条件。'"

概括如下：心理治疗要获得效果，有太多的前提条件：主动性、匹配性、个人努力、时间成本、经济成本。在很多时候，心理治疗都要以药物治疗作为前提；在任何时候，心理治疗都需要以社会支持系统作为保证。

最后给大家一个提醒：当今社会，对心理治疗的需求越来越大，但多数人并不了解心理治疗，以为心理咨询师都是一个样。其实，正如躯体疾病分成许多科，心理治疗也是"分科"的，如分为认知问题、情绪问题、创伤问题、潜意识问题，等等。并非随便找一个咨询师，就能解决你的困惑。不然只能是白花钱，买一堆高高在上的说教。

因此，如果我们下决心做心理治疗，首先要懂得心理学原理，找到自己的刺激点，明确要解决什么问题；然后谨慎评估自己的条件，找到相匹配的咨询师，并积极配合。

倘能如此，理论上是必选项的心理治疗，才有可能收到较好的效果。

做自己的心理医生

以上说了这么多，也许读者诸君会想：好的心理医生这么难觅，怎么办？

我提出一个变通办法：加强学习，做自己的心理医生。

做自己的心理医生，这是一种现实选择。除了操作上、经济上的考虑，更重要的是，在心理治疗中，咨询师只是起引导和推动的作用。心理治疗的本质是自救，而直达内心的通道只有自己才知道。

那么，如何做自己的心理医生？

第一，需要勇气。

每个人都希望了解自己，但真相往往是残酷的。面对过往的伤痛，人们常常会有逃离的冲动。这就需要直面自我，直面过往的经历，直至内心幽暗的角落，让阳光照进来。如果你能坚持下去，终究可以收获感动，如同抽丝剥茧，把生命的真相逐层揭开。

第二，是觉察。

心理学家荣格说过："你没有觉察到的事，就会变成你的命运。"人本主义大师罗杰斯也曾说，向他咨询的人都有一个共同问题："我到底是什么人？我怎样才能接触到隐藏在表面行为下的真正的我？我如何才能真正变成我自己？"

每一种负面情绪的背后，往往都潜伏着深层次的伤痛。抓住这个情绪，由此出发，向内探索，慢慢感受它的来龙去脉，就有可能看见内心冲突的根源，识别真相和幻象。

自我觉察，是改变的第一步。有了觉察，就开启了疗愈之路，生命也将因此获得更多的可能性。

第三，是接纳。

接纳就是与命运和解，承认生活的不完美。心理疾病患者的痛苦往往是这几种：一是症状；二是对症状的担忧；三是由此延伸的灾难联想；四是完美主义引发内心冲突。

这一切，本质上是不安全感，而完美主义是保护自己的手段。所以，接纳症状往往是第一步。症状已经比较痛苦，不能把对症状的焦虑变成第二重痛苦。面对症状，首先要静下心来，认真体察，接纳苦痛的事实，放下对完美的追求，打破利害得失心，哪怕带着症状生存。所以说，接纳是最好的治愈。

第四，是行动。

接纳两个字，说起来简单，要做到很难。这绝不是什么顿悟，不可能一下子想通了就行的。接纳并非消极忍受，而是积极采取行动。这其实也是森田疗法的精髓——"顺其自然，为所当为"。

其中，"顺其自然"就是接纳，"为所当为"就是行动；而后者可能更为重要。

心态学

西方的所有心理咨询理论都不能科学地解决焦虑抑郁症状，即使是"治"好了，心理咨询师也不知道原因；至于治不好，那全是来访者的错。现在可悲可笑的是，一是心理咨询师让来访者去精神科看病吃药，自我否定，还自我感觉良好；二是精神医学根本就治不好精神病，所以让心理咨询师给擦屁股，安慰药物受害者，咨询师还觉得自己有用。

冬青

写日记也是一个好的方法，把每天所有的想法情绪都写下来，自我对话，自我审视，自我认知，进而慢慢地了解自己。

大头小寨

补充一下张进老师的说法，情绪也可能来自情绪本身，而非认知或者创伤。情绪只分两种，一种是有毒的情绪，认为自己口渴了要给别人倒满水；一种是无毒的情绪，发自内心的，自然而连续。

捷

全面透彻，受益匪浅。心理治疗是一个瓷器活，需要耐心细致的倾听、理解、沟通，让内心的冲突一点点化解，这常常会是一个漫长的过程，对家人也是一个考验。

王峰

我是在接纳自己的不完美以后，才慢慢从焦虑抑郁的情绪中走出来的。谢谢张老师的总结。

Wendy

是的，自我觉察和自我接纳非常重要。冥想也有一定帮助，能减少胡思乱想。

溪水 Abby

内心的冲突时不时让我有撕裂的感觉。难道真的只有彻底破碎，才能获得重建？更希望走一条改良的路，温和些。

提拉米苏

觉知自己的每一个念头，静静地看着它升起，消失。慢慢地，本我就出来了。

社会支持是药物治疗和心理治疗的组成部分

2019 年 5 月 28 日，一个炎热的下午，"渡过"北京营组织学员攀登营地附近的居庸关长城。

居庸关长城横跨东西两个关隘，全长四千多米，以陡峭、险峻著称。北京营的学员平日大多缺少锻炼，体力如何？能不能登顶？会不会出事？我们心里没数。

为谨慎起见，我们决定先登相对平缓的东段。

一个多小时后，东段会师。

多数人丢盔卸甲，气喘吁吁；仍有三十多人意犹未尽（包括十一个少年），决意挑战西段。

西段的难度是东段的两倍以上。一路上，有人摔倒，有人抽筋，但大家耐心等待，相互扶持，引领陪伴，彼此鼓劲，最终全部成功登顶。

一位少年后来撰文称："顺利抵达终点的那一刻，我痛快地哭了，把压抑了两年的委屈、悲伤倾泻而出，释放完情绪后，我心里无比轻松。"

这件事对我启发很大。后来，我对大家说，这次长城登顶，是抗郁的一个隐喻，深刻说明了社会支持的作用。可以说，如果没有相互的鼓励和扶持，我们这支临时组成的队伍的大多数人是不可能登上峰顶的。

为什么需要社会支持？

20世纪80年代以来，关于疾病和健康，全球逐渐形成了一个共识，叫作"生物—心理—社会"模式。其主要内容是：人不仅是高级生物，还具有社会属性，受到文化、伦理等因素的影响，因此，医学不仅要关心病人，还要关注社会，注重技术与服务的共同提高。

这个现代医学模式简直就像是为精神疾病量身定做的。我想这样简单概括精神疾病的"生物—心理—社会"模式：精神不是独立于肉体之外的无形之物，是和肉体相对应的；精神疾病既不是简单的心理问题，也不是单一的躯体疾病，而是生物、心理、社会三方面因素在漫长岁月里共同作用的结果。

在这里，我特别想强调第三个维度，即社会因素。

人是社会性的动物，人和动物的区别是：人是环境的产物，人只有在群体中才觉得安全。连接社会、适应环境，是其毕生的功课。

终其一生，每个人的生理和心理状态，时刻受到环境和压力的影响。生物体对于环境的应激反应大约是这样的：当感觉到压力时，大脑丘脑下部区域一个回路会释放压力荷尔蒙，将身体置于高度警觉状态，在短时间内调动生命潜能，准备迎战各种危机；等到危机过去，应激反应就会自动关闭，从而休养生息。但如果危机是持续性的，应激反应系统长期处于紧张状态，生命能量就会被过多消耗，就像橡皮筋撑开时间太长就再也缩不回去一样。

这是对抑郁发病因素的分析。从疗愈因素看，抑郁康复同样离不开环境。精神疾病和躯体疾病不同，后者主要是生物性的，只要治疗到位，理论上就能痊愈；而精神疾病还和心理、社会因素相关，心理状态又直接受外部环境影响。

因此，无论药物治疗还是心理治疗，都必须同步社会环境支持，就像人不能离开空气、鱼不能离开水一样。所以，社会支持系统对于精神疾病治疗至关重要。不可分割，不可或缺。

家庭支持成败相随

那么，社会支持系统具体指什么？

由内到外、由浅入深列举，分别是：家庭环境、学校环境、社会环境。

家庭环境对一个人成长的影响，这方面的论述车载斗量，心理学专门有一个分支，叫"儿童心理学"，无须赘述。有观点认为，孩子的问题首先是家长的问题，孩子抑郁了，一定是家庭关系出了问题。这个看法当然有些绝对，不过，我们确实不可低估家庭环境对孩子抑郁和康复的影响。

这里，我只想讲一个刚刚接触到的案例。

前几天，一位焦虑的母亲带女儿来咨询我。整个过程中，一直是母亲在叙述，内容和很多家庭的情况大同小异：孩子不能上学，黑白颠倒，整天打游戏，不和爸妈交流，等等。

母亲痛心疾首，孩子却反应漠然，一直不说话。我问孩子："你妈妈说的，你有什么补充吗？"孩子面有难色，问："我们能不能单独谈谈？"见状，母亲就离开了。

母亲一走，孩子开始诉说自己的苦恼：有哪些症状，为什么不能上学，为什么害怕学校，为什么只能打游戏，等等，内容和其他病孩大同小异。

但最后，孩子说的一件事让我感到震撼。她说，经过一段时间的药物治疗，她幸运起效，从重度抑郁中挣扎出来，能吃能玩，却还是不能学习。有一天，父母不耐烦了，在她打游戏的时候责问："你就打算这样啃老，啃我们一辈子吗？"

也是那段时间，为了打发寂寞，她和其他女孩一样，跟风追一个歌星。有一天，她又为此遭到训斥："追追追！你追他，他能养你一辈子吗？！"

"这两句话，好比我站在悬崖边上，又被推了一把，就这么直通通掉了下去！"女孩说着，委屈的泪水从脸颊滚落。

此后，她的状况又在变坏，时起时伏。父母对此大感不解，直到这次来找我。

我问女孩："如果这件事对你影响这么大，心结解不开，我帮你和妈妈谈谈。他们会理解的，向你道歉。好不好？"

"别别别！"女孩想也没想就回答，"我不希望他们道歉。我不想接受他们的道歉。我不想好起来。"

我很诧异，和她对视片刻，问："你为什么不想他们道歉？是不是他们道歉了，你就没有理由消极，必须努力了？"

女孩想了想，迟疑地说："也许吧。"

我很难过。正是女孩的最后一句话，"不想好起来"，我感受到了父母这句话对她的巨大杀伤力。

征得女孩同意，我把她的话反馈给她母亲。并不意外，母亲完全不记得这件事了。说实话，如果放在平常，我也不觉得这句话有多么恶劣。但这充分说明，患病的孩子对家庭支持系统的渴求，以及康复过程中的脆弱。

事实就是这样：很多时候，如果患者的社会支持系统不够友好，药物治疗和心理治疗千辛万苦获得的成果，就可能毁于一旦。正是在这个意义上，我认为，社会支持系统本身就是药物和心理治疗的一个组成部分。

社会支持重在消除病耻感

说完家庭环境，再来谈一谈社会。

社会环境包括学校、单位、邻里、社群等。人无时无刻不在社会之中，抑郁的直观表现之一是社会退缩，而治愈的最终目标是社会功能的恢复，完整履行其家庭角色和社会角色。不能回归社会的治疗是不彻底的。所以，社会环境既是抑郁的起点，也是康复的终点。

然而，对于抑郁患者来说，社会环境又是一把双刃剑。它是治愈的支持性力量，又可能成为进一步把患者推向深渊的杀手。其中，"病耻感"起到了兴风作浪、推波助澜的作用。

病耻感，就是对疾病的偏见和歧视。并非所有疾病都有病耻感，不同疾病的病耻感程度是不一样的。据我观察，病耻感最严重的是传染病，尤其是性病、艾滋病，此外就是精神疾病。

关于抑郁的病耻感往往来自两个方面：一是患者被认为性格软弱、心胸狭窄，是社会竞争的失败者，不配得到肯定；二是患者被视为"不正常"，是家庭、群体的负担，甚至给社会带来麻烦。

病耻感是全球性现象，有研究认为，在华人社会更甚。据我的体验和观察，目前中国社会的抑郁病耻感广泛存在，且根深蒂固。很多患者以病为耻，自责自罪，自己不愿承认，更不敢告诉别人。他们平日强颜欢笑，咬着牙工作，硬着头皮社交，身心俱疲，苦不堪言，有的甚至因此走上了不归路。

现实中，病耻感往往表现为对患者升学、就业、婚姻、社交等方面的歧视和排斥。我曾听闻一位母亲哭诉：她带孩子来京看病，孩子想去天安门广场看升旗，可是刷身份证时竟遭到拒绝。她无法对孩子解释，孩子非常沮丧、难过，本来已有好转，受此刺激病情又加重了。

我还曾亲历过一个让人不愉快的故事，足以说明病耻感现象的复杂性。

2018年6月，我赴广西大山深处，采访在那里支教的小林老师，后来写成一篇文章《我为孩子们支教，孩子们为我疗愈》。为了让文章能有更大影响，采访之前，我就谈好一家知名媒体，甚至双方商量要拍一个纪录片。一切都很顺利。

在写作过程中，我和小林老师商量，用真名还是匿名？小林老师勇敢地表示要用真名。她说："老师，我做这件事的初心是希望帮助别人打破病耻感，如果我连自己的名字都不敢用，我自己都不能正确对待这个事情，我怎么能用自己的经历帮助别人理解抑郁症患者呢？"

小林以一己之力挑战病耻感，我很感动。万万没想到，这篇文章最终未能在那家媒体发表。原因是，小林所在的支教机构持反对立场。他们先是希望小林匿名，后又要求隐去支教机构及支教学校的名字，我都答应了。但他们还是不放心，央求那家媒体不要发表这篇文章。至于拍纪录片的设想，自然也就搁浅了。

我百思不得其解。这样一个感人的励志故事，对这家颇有美誉度的支教机构也是正面的宣传啊！但后来，反复交涉几次，我理解了问题的复杂性。对方工作人员诚恳地对我说："张老师，我家里也有人得过抑郁症，我个人很支持您做的事情，也很佩服小林老师的选择。但是，如果文章发表了，外界就会知道我们录用过一位抑郁症患者，家长会怎么看？当地教育机构会怎么看？我们的捐款人会怎么看？"

我听后长叹一声，不再坚持。站在他们的角度，不得不承认，他们的考虑不是完全没有道理。的确，病耻感不能归咎于某一个人或某一群人，说得严重一些，它是整个社会的合谋。

破除病耻感，是全社会的事情，任重道远。

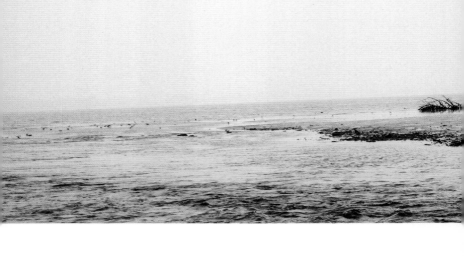

以"陪伴者计划"助力社会支持

正是认识到社会支持的重要性和复杂性，2017 年 6 月，我推出了"陪伴者计划"。

最近两年，我越来越意识到，在"生物、心理、社会"三方面，"渡过"作为一个民间机构，应该结合自己所长，选择在社会支持这一块做更多的工作。

也就是在这两年，"渡过"社群飞速壮大，目前已有三十多个群，成员上万人，涵盖诸多方面人群。在上述基础上，"陪伴者计划"应运而生。

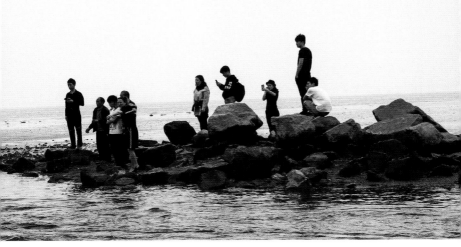

2018 年 4 月，深圳，红树林海滨。

    我们的思路是：一位精神疾病患者，从发病到正规求治、临床治愈、彻底康复、回归社会，是一个漫长的过程。鉴于中国目前医疗资源稀缺，尤其是优质医疗资源高度稀缺，患者得到的药物治疗和心理治疗是不充分的。这就需要在医疗和心理咨询之外，建立第三个系统——社会支持系统，而"陪伴者计划"正是构成社会支持系统的重要一环。

    直白地说，"陪伴者计划"就是让康复者来带新患者。所谓"陪伴者"，绝大多数是康复者，对疾病有亲身体验，有爱心，有经验，有能力。"陪伴者计划"的核心，就是发掘、整合、赋能成千上万康复者，从社会支持层面入手，为患者提供全程服务，探索"生物—心理"之外的精神疾病疗愈第三条道路。

概括而言，"陪伴者计划"旨在构建一个平台，对接患者和陪伴者。患者可以获得全病程指导、长期陪伴和坚持到底的勇气与信心；陪伴者可以获得收入、助人的快乐和人格的成长——这便是对"社会支持"的完整阐释。所以，"短期是治疗，长期是成长，全程是陪伴"。

正是基于上述思考，我们在"陪伴者计划"的旗帜下，做了成长营、复学营等，以此实践"渡过"的理念——表达与看见、流动与交融、体验与连接、温暖与力量、接纳与改变。

回到一开始提及的长城登顶吧。那个炎热的下午，在攀爬长城的过程中，我们这个小小的临时性团体，就构成了这样一个社会支持系统。

作为抗郁的隐喻，长城登顶的六个关键词——"信念、信心、当下、陪伴、肯定、乐趣"，归根结底，都是社会支持的作用。

金美

看到小林用真名接受采访，想起在《渡过3》出版之前，我的不少同事和朋友就苦口婆心地劝我，一本书的传播会很广，你不能用真名出现在书里，你要考虑到家人的感受，你孩子以后会不会受负面影响。我心里很明白，也知道这样做的后果是什么，但坚持用真名。社会上对抑郁症等精神疾病有着普遍的偏见和歧视，打消病耻感，我想尽自己一点力量。

次第花开

我有焦虑症、抑郁症，同事说，"你别说你有病，别人知道你有病，你儿子找媳妇都不好找。"我说，"如果一个女孩因为我的病嫌弃儿子，这样的女孩不要也罢"。社会对神经症病人缺乏关爱，更多的是歧视，病人才有"病耻感"。

驿方

合谋、合谋…… 每个人都在充当刽子手的角色，每个人都吃人血馒头，又都在被吃。

字母酱

我父母知道我得抑郁症以后，一直不以为然，觉得病了就吃药能怎么样。前些天突然跟我说，病了就病了，我跟你爸不会嫌弃你的，但不要让太多人知道你病了；你是一个正常人，别人才会跟你合作交往。突然我就觉得累了，不想扛了。我不知道我努力了这么久是为了什么。

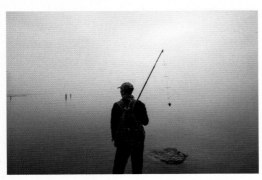

2019年4月，苏州，金鸡湖畔。

按照现代医疗模式，分别从生物、心理、社会三个角度搭建好抑郁认知框架后，应该进入最具操作性的环节了：作为抑郁的主体，患者本人，应该怎么办？

这也是近年来患者咨询我最多的问题。鉴于咨询者情况各异，我一般这样回答：抑郁症是一个特质性疾病，每个人情况都不一样，我们只能从生物、心理、社会三个方面，分析自己的病因和症状，寻找一个最适合自己的治疗方案。

接下来，咨询者往往又会急切追问：如果找到了这样的方案，我是不是一定能治好？

对此，我总是沉吟再三，难以作答。我知道，提问者需要的其实不是答案，而是安慰和祝福。我不忍打击他们的信心，但我心里明白：抑郁不同于其他躯体疾病，并不是治疗方案对了，就一定能治好。也就是说，疗效如何，最终取决于患者的努力。

需要什么样的努力？接下来，我以三大治疗手段——药物治疗、心理治疗和运动，来分别说明。

先说药物治疗。

药物治疗有一个原则叫"足量足疗程"。其含义是，采用药物治疗，要遵医嘱，药量和时间要足够，直到药物起效。这是患者选择药物治疗所要做的努力。

说来简单，要做到并不容易。很多患者服药三五天后，没有效果，就失望而停药。也有患者坚持服药一段时间，正面效果没有显现，还要忍受副作用带来的痛苦，就自行停药，前功尽弃。更多的患者，服药稍见效果，就迫不及待停药，造成复发，后悔莫及。

再说心理治疗。

咨询者需要做的努力是勇于面对自我。有一句成语叫自欺欺人，欺人不可怕，可怕的是自欺。在咨询中，你需要追溯自己的性格如何形成，直面内心深处的黑暗和阴影。如果畏惧回避，就会把很多东西遮蔽起来，既看不见自己，也看不到世界。

心理治疗也不是光听咨询师讲道理。抑郁患者有共同的易感性格，如敏感、自卑、脆弱、逃避、追求完美，等等，想得多，做得少。因此，患者并非做完咨询就大功告成，还需要自己做各种家庭作业，才能实现和巩固疗效。这更是实实在在的努力。

最后说一下运动。

运动对于康复的意义，无论怎么强调都不过分。运动的功效不仅仅是强身健体，其本身就是治疗。运动到一定程度，大脑会产生一种叫作内啡肽的化学物质，近似于神经递质。通过运动来治疗抑郁，不仅仅是励志，确实有着生物学的依据。

但是，运动更需要努力。抑郁患者的一个特点是动力不足，身体疲累，坚持运动殊为不易。有些患者药物治疗和心理治疗都无效，最后通过坚持不懈的运动，比如跑马拉松获得康复，是非常了不起的。

总之，无论你采用哪种治疗方式，都离不开个人努力。为康复而努力还可以提升自信，修复个性弱点，在不知不觉中完成人格成长。良好的心态、健全的认知行为结构、成熟的防御机制、强大的抗挫折能力，都需要在行动中逐步获得。

有句话说得好：一种疾病，本身就包含治愈的力量。正是在这个意义上，我们说，治疗抑郁的本质是自救。我们要找到这种力量；更重要的是，自己要努力，永不放弃治愈的希望。

行动第一，行为激活

如何努力？答案是两个字：行动。

在这里，需要提及和倡导"行为主义"的理论和实践。

行为主义特别强调行动的意义。它认为，人类的行为都是后天习得的。环境决定了一个人的行为模式。只要查明环境刺激与行为反应之间的规律性关系，就能根据刺激预知反应，或根据反应推断刺激，从而达到预测和控制行为的目的。

这意味着，要解决心理问题，需要放弃旧有的观念模式和行为模式，构建新的模式。而人是有惯性的，用过去的模式生活，虽不见得舒服，至少熟悉、可预测，相对来说是安全的。为了这份安全感，很多人宁愿在过去的泥潭里打滚，也不愿挣扎出来。

打破惯性，需要行动。以认知行为疗法为例，这个疗法的"认知"和"行为"，缺一不可。仅仅在认知上自我觉察远远不够，要形成并巩固这个认知，需要长期坚持，自我观照，不断练习。

很多人对认知行为疗法有误解，认为它只是"做思想工作"。其实，它的精髓不在认知，而在行为。它不是单向的灌输，更不是说教。不是告诉患者应该如何做，而是通过引导患者从固有视角中跳出来，站在旁观者的角度，发现自己的问题，并采取切实行动。

所以，如果你选择认知行为疗法，就得与咨询师合作，运用聚焦、提问、探讨、试验、角色扮演、观察、收集证据、总结、反馈等技术，发现自己的不良核心信念和自动化思维，批判固有的思维和行为模式，建立新的模式。

我自己体会，做认知行为疗法有一个简单易行的办法：写下来。虽然简单，却很有效。

　　人的想法总是飘忽的，很多时候稍纵即逝，写下来，大脑留下的痕迹会更深刻。在写的过程中，可以厘清自己的思绪，逐渐弄明白为什么负面思维是错的，该怎么去纠正它。每天把负面思维记录下来，用"苏格拉底之问"认认真真地分析、反驳，慢慢地，正面思维方式就会形成。

　　还有一位患者用"三问法"来解决自己的问题。这三问是：我遇到了什么？最坏的结果可能会是什么？假如出现了最坏的结果，我能怎么办？

　　她告诉我：犯病的时候头脑是混乱的，纠缠在自己的思维和痛苦里，意志力受重创。每当遇到情绪波动，她就拿出一张纸，用"三问法"自问自答，慢慢就能理清思路，找到平息情绪的办法。多年后，她积累了厚厚一沓这样的纸片。问题解决之道，尽在其中。

　　在工作中获得掌控感

　　看到这里，也许有患者会问：你现在说个人要努力，以前又说抑郁的本质是耗竭，要休养生息，到底应该怎么做？

　　也不断有患者问我：病中要不要坚持工作？有人邀请社交，我实在不想去，怎么办？

我的意见是：以自己的感受为判断依据，具体问题具体分析。

有些患者，出于病耻感，生病后不敢公开病况，强颜欢笑，坚持工作，终至身体完全崩溃。这固然得不偿失，是有害的。但如果你彻底躺倒，把自己封闭起来，天长日久，社会功能就会退化。即使通过治疗，临床症状消失，要回到正常生活中，仍然非常艰难。所以，抑郁者不必过度强打精神，逼迫自己做力所不能及的事情。但也不能整天无所事事，陷入"鬼打墙"的负面思维中，反复咀嚼痛苦。

边界在哪里？我的经验是：如果你上班觉得度日如年，回到家就瘫倒，卧床不起；或者每天要经过痛苦的思想斗争，才能迈出家门，说明你已经不堪承受，最好暂停工作，休息调整。但如果不是太累、太痛苦，还能做成一些事情，获得一种掌控感，就应该尽力坚持下去。

也许又有患者说：我知道应该做事，但我什么都做不了，没有意义啊！

很多人都追求"意义"，抑郁中的人更是如此。正是因为他们更多地追求意义，才更容易陷入抑郁。

这里我想说，抑郁患者在康复过程中，不必过多考虑世俗的意义。即便是重度抑郁，当你从深渊中挣扎出来，恢复了一些生命活力，就要逼着自己做一些事情，哪怕只对自己有单方面的价值。

这其实也涉及对意义的理解。我认为，世界上没有抽象的意义，所谓意义，都是在特定时空条件下才有确定的内容。说得更直接一些，人是为自己而活着，意义是要自己认定的，而不是拱手交给别人，用世俗的标准来评判。也就是说：对你自己有意义，就是有意义！你觉得有意义，就是有意义！

"打碎重来"和"触底反弹"

说到意义，我特别想谈一谈改变生活方式的必要性。

我有一个朋友，抑郁后，经过半年多的治疗，好转大半，就是不能正常上班。他试图挑战自己，但一旦面对过去那种高强度的工作，勉强坚持数日，依然不能承受，最终败下阵来。反复两次后，他对上班心存畏惧，越来越离群索居。吃药不再有效果，心理辅导师讲的道理都懂，但全无用处。他陷入自卑和沮丧的恶性循环中。

我劝他，你已经好了七成，要想全好，光靠吃药是不够的。你现在已能正常生活，就得一边上班，一边恢复。实在坚持不了，不妨换一个工作。

他问："我能换什么工作？"

我随口回答："干什么都行，就是不能闷在家里。比如当一个园林工人就不错。不需要动脑子，在阳光下种花养草，锻炼身体，多好？"

他苦笑不语。我立刻意识到：我这个建议是苍白的，甚至有可能对他构成伤害。人总是生活在现实中，没有任何铺垫，就要他放弃现有一切去当一个工人，他会不会觉得我是在讽刺和挖苦他？

但说实话，很多时候，生活就是这么残酷。这些年，我结识过一些康复者，他们有一个共同的经历，都是被逼上绝路后，不得不面对现实，痛定思痛，放弃现有一切，重新启动生活，我称之为"打碎重来""触底反弹"。

关于此，朋友海蓝纳给予我很多启发。

她是一位能干的职业女性，二十四岁时就成为公司的业务骨干。可是，当某一天陷入重度抑郁之后，她竟是这样一个惨状：

"我变成了事事需要母亲照顾的婴儿。每天母亲会逼我起床，逼我梳洗，做些简单的家务，强拉着我出门散步，做简单的运动，到商场或者超市里感受琳琅满目的货品和川流的人潮。她常说，'动物动物，就是要动的；做人做人，就是要做的'。在缓慢但坚定地推着我往前走的过程里，她试图让行尸走肉般的我感受到生活该有的气息。

虽然那段时间，我和世界之间还隔着一层朦胧的玻璃，仿

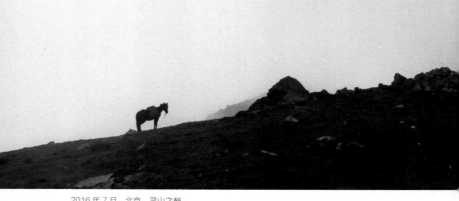

2016 年 7 月，北京，灵山之巅。

佛能看到外面，却始终无法触碰得到；但渐渐地，在药物的作用和亲人们的努力推动下，我逐渐恢复了一些自主意识。"

就这样熬了半年。一天，她终于对母亲说，她想重新上班。

此时的她，已经辞职了。过去的辉煌已是过眼烟云，她只能从头开始。在《十年躁郁交替，我从未远离职场》一文中，她这样叙述：

"第一份工作是姨妈朋友公司里的一个文秘岗位，简单的签证资料整理和审核。每天收资料，整理资料，根据签证要求清单核对信息；如果有不符的就挑出来，用纸条标记出还缺什么资料，告知当事人补充，等等。很简单的工作，工资也极低。但对当时的我来讲，能够有一个地方让我能够每天按时起床、出门、搭公交车，然后下班后再搭公交车，慢慢走回家，已经是一个能够重新对接社会的最佳的恩惠了。

这份工作最大的好处是重复机械，只要按照清单核对就可以。虽然也要和人打交道，但只是极少的人。对于重郁期的我来说，基本能够胜任。不用太动脑，也不需要外出，但可以帮我克服凝固般无法思考的状态。虽然每天要忍受上司各种挑剔甚至责骂，但当时的我真的是抱着无限感恩的心态对待这份工作，也逐渐恢复了曾经的脑力和部分活力。

可以说，除了药物，这份简单机械的工作帮我渐渐爬出了抑郁的泥潭。

所以，我特别建议病友们，如果药物已经渐渐解放了大脑，能够简单思维，务必去找一份相对简单的工作。

工作的时候不要怕挨骂（这个状态下，任何工作都会出错）。心要坚定，要克服时不时涌上来的自卑和恐惧，时时为自己打气。记得刚开始，我也经常陷入恐惧，恐惧周围的环境，恐惧人。每当这个时候，就会躲到厕所隔间里，默默念诵'顺其自然、为所当为'，洗把脸再出来，强撑着面对手头必须处理的事情。撑着撑着，也就过来了。

渐渐地，像是慢慢充了一些电回来，脑力开始恢复，体力也逐渐跟上来。当做事的欲望更强之后，为了每月不菲的医药费和生活费用，就可以尝试更有挑战（薪资更高）的工作了。"

读来很辛酸，是吧？

但没有办法，这是你的宿命，别无选择！如果你能主动这么做，并且做到了，你就是真正的强者。换句话说，这也叫"置之死地而后生"。

所以，我也经常提醒患友，不要绝望。在很多时候，抑郁是一个信号，提醒我们要勇于改变以往的认知方式和生活方式，重新梳理我们的关系和我们所处的位置。

比如说海蓝纳吧，十年郁躁浮沉，她没有放弃自救，最后临床痊愈，重新回归社会，活得更好、更自信、更能把握自己的人生。

要有信心，当一条路走到尽头，转机或许就会到来。

晓敏

好一句"置之死地而后生"，忍不住又热泪盈眶。是啊，最低谷的时候，跟死有什么两样呢！当时就想，熬吧，看看还能差到哪儿！现在也熬出来了，还有望断药，重生的感觉真好！的确，很多人包括我都追求意义，也是病因之一。一定要从内心深处真正认识到，多思无益，积极配合医生尽快从深渊中走出来。谢谢老师的忠告："对你自己有意义，就是有意义！你觉得有意义，就是有意义！"我已经找到了属于自己的意义：受洗成为基督徒，老我死去，新我重生，人生做出重大调整，过跟生病前不一样的生活，突破自己，回归社会。

梦梦

要想渡河，必须自己上船，船才会把你运过对岸去。如果你自己不上船，船再好也没用。抑郁症也是如此，懂得一大箩筐道理，如果不身体力行，依然还会深陷抑郁的泥沼中不能自拔。在抑郁康复的路上，行比知更重要。

大头小寨

每个人都有阴影和混沌的部分，看见了就好，不必急着去定义它、分析它，把它搞得一清二楚。不管别人允不允许，自己是否允许自己做一个不那么优秀、不那么干净、不那么美丽的人？一个活生生的自私的人？

守Ca^t

运动对于康复真的有作用。开始也许不会有明显效果，慢慢地多少还是能让自己感觉好一些。就是打扫下屋子，随便走走，让自己有事做，会很有真实感。尝试出去走走，适应阳光，每次比自己的极限多一点点，后期效果会越来越好的。

月下寻梦

所以关键是要睡，身体修复；要动，增加身心活力。爬山，跑步，所有的运动，不用大脑思考、不给大脑压力的活动，都是治疗抑郁的良药。活着就是意义，没有什么话比这句更有说服力。

对"抑郁完整认知"的探寻之旅，至此暂时接近我的终点了。

回过头看，八年来，对于抑郁的认识，我的观点是不断变化的。

我曾经是坚定的科学派，认为只要吃药，抑郁就一定能治好。再往后，我看到了心理治疗的作用，也发现离不开社会支持和个人的努力。如今，站在一个更高的层面，我承认，抑郁的彻底治愈，还需要三观（世界观、价值观、人生观）的提升。

有一个观点说：三观不正，抑郁症好不了。我曾对此不屑一顾。走过漫长的探索之旅后，我发现这个观点自有其合理性，只是远不是字面这么绝对、简单。

我现在的看法是，若谓三观不正，抑郁症好不了，肯定是错误的；但如果一个人有正确的三观，对其康复会有非常正面的作用。甚至可以说，人性的升华和自我价值的实现，才是彻底的治愈。

三观和抑郁的关系

这些年，我见过很多难治性抑郁患者。他们服药无效，完全凭个人意志，尝试各种方法，最终逐渐康复。《渡过 3》中有一篇《救世主归来》，主人公毓伟就是如此。

他抑郁十年，找不到任何直接原因。他没有家族遗传史，他早年的成长大体一帆风顺。后来他反思，造成抑郁的原因是他的三观和思维模式出了问题——他称之为"救世主情怀"。

从小，他就被家人灌输了一种要出人头地的理念。他相信自己生来就是要做大事的，活着就要做人世间最伟大的事业。他给自己设定的目标有：创立一套具有微积分那样地位的独立新数学体系；完成爱因斯坦的遗愿，统一宏观和微观物理学规律；写一部《红楼梦》那样的传世巨著；熟练掌握六种以上主流国际语言；拯救因环境恶化和资源危机而岌岌可危的地球……

为了实现伟大梦想，他从小就有意识地把从书本上看来的真理作为思想和行为准则，对自己有极为苛刻的要求。这给成长中的他带来无尽伤痛。当现实与理想发生剧烈冲突时，他失眠、狂躁、歇斯底里、内向攻击、自我惩罚……终至深陷抑郁。

后来他是怎么好起来的？可以简单概括为两点：

首先，坚持下去，绝不自杀。用他自己的话说，是"用理智寻找一个不自杀的理由"。

其次，他做了一件轰轰烈烈的事情：骑行中国。

那是在他陷于抑郁的第八个年头。绝境之中，有一天，他想：已经有多少年没有做一件挑战自己的事了？既然现实生活中没有希望，那就自己去寻找些希望；既然生死都已置之度外，何不试一下用极端的方式，做一件改变自己命运的事情？

于是，他决然辞职，用四个月时间骑车远行，去西藏，又去青海，最后骑回山东老家。

没想到，四个多月的骑行生涯中，他的心境不知不觉改变了。一路艰辛不言而喻，但他不觉得那是一件痛苦和艰难的事情。他第一次发现，能够用自己的力量完成一件事，他感受到了阔别多年的纯粹的生命喜悦。他发现生活中的很多困难都没有骑行中国的难度大，开始愿意去尝试更多的事情。对于现实中诸多无奈，也能平和地用自嘲方式来对待，心情变得越来越阳光。

当感觉好起来后，他去医院做了一次大脑 CT 检查，发现没有任何病变。这让他完全放下了心。此前，他以为长期抑郁已经让大脑发生了器质性变化。

最后一个枷锁打开，他看到了阔别十年的美好世界。

价值实现是人的深层追求

毓伟的故事，虽然独特，但并不另类。我认为，他的抑郁起于内心的激烈冲突，而走出抑郁，也是不自觉地用自己的方式，解决了内心冲突，最终获得了自由和宁静。

我们知道，精神障碍的本质是冲突——与环境冲突，与社会冲突，与自我冲突。解决冲突，需要接纳。接纳不是认命，不是消极坐等。虽是顺其自然，仍要为所当为。这就需要行动。而行动的意义就在于激活沉睡的自己，发现人生的价值。

抑郁患者有一个共同的心理特征，那就是自罪观念和无价值感。他们的心理能量失去了方向，不是指向外部，而是指向内心——把矛头对准自己，不断自我审查、自我贬低。时光如梭，世界日新月异，但自己的生活毫无希望，于是灵魂被扼杀，生不如死，如行尸走肉。有时候，还会像溺水的人一样，想抓住一切可以抓住的东西。所以抑郁的人往往会有某些依赖或者成瘾现象。

根据心理学家马斯洛的需求层次理论，人类需求像阶梯一样从低到高，分为五个层次，分别是：生理需求、安全需求、社交需求、尊重需求和自我实现需求。其中，自我实现是最高层次的需要，意指实现个人理想、抱负，发挥个人能力，接受自己也接受他人。

比如毓伟，正是从骑行天下中初步发现了自己的价值。此外，我还认识很多患者，自称用公益疗法治愈了抑郁症。最初我以为这只是一种宣示，后来认识到这确是有依据的。也许可以这么理解，公益疗法其实是一种深层次的心理治疗——当他去帮助别人时，会把注意力从自己身上转移开，看淡自己的病症，开阔自己的心胸，改变自己的认知。

我有一位朋友，在2008年年初患了抑郁。起初靠药物治疗，效果不明显。后来发生了汶川大地震，她去现场救灾，几个月后，不知不觉，完全康复了。

我自己的经历，或许也是价值治疗的一个例证。总结我的康复经验，大约有两个：

其一，通过对抑郁的研究和探索，我掌握了心理运行的规律，获得了信心和办法。

其二，我写出了《渡过》系列三本书，创办了"渡过"公号，用实际行动帮助别人——这就是我一直倡导的"知行合一，自渡渡人"。

中国有一句古话："赠人玫瑰，手有余香。"有能力帮到别人，是一种更高程度的价值实现。在这个过程中，他重整了自己的心理结构，无形中实现了治愈。

锤炼把痛苦转化为美的能力

写到这里，请允许我稍微放纵一下思绪，形而上地表达一个观点：走出抑郁，还需要我们锻炼一种把痛苦转换为快乐的能力。

我记得，2012年秋，刚刚从深度抑郁中摆脱出来，一个慵懒的午后，我重温了余华的小说《活着》。不知不觉，我读了几个小时。掩卷之际，暮色四合，夜幕降临了……我内心充满了宁静。

最让我产生共鸣的，是该书前言中的一段话：

"一位真正的作家永远只为内心写作，只有内心才会真实地告诉他，他的自私、他的高尚是多么突出。内心让他真实地了解自己，一旦了解了自己也就了解了世界……

也有这样的作家，一生都在解决自我和现实的紧张关系……说得严重一点，我一直是以敌对的态度看待现实。随着时间的推移，我内心的愤怒渐渐平息，我开始意识到一位真正的作家所寻找的是真理，是一种排斥道德判断的真理。作家的使命不是发泄，不是控诉或者揭露，他应该向人们展示高尚。这里所说的高尚不是那种单纯的美好，而是对一切事物理解之后的超然，对善和恶一视同仁，用同情的目光看待世界。

正是在这样的心态下，我听到了一首美国民歌《老黑奴》，歌中那位老黑奴经历了一生的苦难，家人都先他而去，而他依然友好地对待这个世界，没有一句抱怨的话。这首歌深深地打动了我，我决定写下一篇这样的小说，就是这篇《活着》，写人对苦难的承受能力，对世界乐观的态度。写作过程让我明白，人是为活着本身而活着的，而不是为了活着之外的任何事物所活着。"

这就是"一念之间，天堂地狱"。幾米说："所有的悲伤，总会留下快乐的线索。"顾城有诗句："黑夜给了我黑色的眼睛，我却用它来寻找光明。"

是的，任何快乐和痛苦，如果你有足够的觉悟，都可以转化为诗情。美具有安抚人心的功效，在痛苦中仍然能够感受生活之美，是对自己最高的奖赏。从这个意义上说，哲学、宗教、美学，对于抑郁康复都是有益的。

写到这里，我想起了20世纪最伟大的哲学家之一维特根斯坦。他的一生是一个传奇。从照片上看，他有着如鹰鹫般瘦削的面孔，眼窝深陷，眼睛闪闪发亮。他一生抑郁，但从未治疗。他的痛苦发源于对人生的探寻，从小就对不可言说的东西充满困惑。他多疑、狂躁，终身伴随自杀情结。第一次世界大战爆发时，他应征入伍，未经作战即成为意大利人的战俘。他的《逻辑哲学论》手稿就是在战场上完成的。他后来这样解释自己应征入伍的动机："我有自杀倾向，没有比战争更好的自杀方式了。"

我在心里想象着他。我搞不清，到底是抑郁导致了他的哲学，还是哲学导致了他的抑郁？或许二者根本就是一回事？我想，一个抑郁患者，无论多么痛苦，他的理性是不受任何影响的，甚至更加发达。由于抑郁关闭了他的感官快乐通道，他活得非常辛苦，反而能把所有生命能量集中指向哲学思考，唯此才能让他获得有限的，但却是深层次的快乐。

所以维特根斯坦说："在一天之内，我可以体会到地狱的恐惧和天堂的欢乐……只要一天的时间就足够了。"

所以，我更愿意认为，是抑郁使得维特根斯坦走向哲学，而哲学又让他超越了抑郁。

更进一步讨论这个问题，我认为，人的最高的境界是内心的平静和满足，其要义是与自己和解，以审美的态度看待世界，以及自我价值的实现。如心理学家荣格所说："如果一个人不能找到生命的意义，找不到宗教信仰，他就不可能真正康复。"

如果这么看，"彻底治愈"的目标，就是发现自我的内心力量，找到人生的意义。到那时，各种力量重又回到他的身上：他能感受到爱，也能付出爱；能获得基本的社会地位和社会认可，对自己的生活有足够的控制力；有能力去选择一些东西，也有能力去承担和放弃一些东西。

回顾本系列的全部内容，总体来看，我认为，药物和心理治疗都是术，而价值重建、自我实现才是道。正是在这个意义上，对"彻底治愈"的追求，就还原为哲学的追寻。

所以，通俗地说，抑郁的彻底康复，就是两句话："努力做一个高尚的人"，"努力做一点有价值的事情"。

探寻综合、全程、全人关怀、个性化的疗愈模式

八年前，当我从重度抑郁中挣扎而出，出于对未知世界的好奇，一步步走上了研究和传播精神疾病疗愈科学的漫漫长途。于我而言，这是一片神奇莫测的彼岸彼土，有绮丽的风景，有无穷的可能性；复杂深邃，变化无穷。

八年来，对于抑郁的认识，我经历了一个个螺旋式上升的历程。肯定、否定、否定之否定……这是一场思想盛宴，"既散魂而荡目，迷不知其所之"（鲍照《舞鹤赋》）。

八年间，我陆陆续续做了三件事，出版了三本书，创办了"渡过"公众号。从 2018 年下半年至今，又从传播知识阶段进入到实际解决问题的阶段。

马克思曾说："哲学家只是以不同的方式解释世界，而问题在于改变世界。"（《关于费尔巴哈的提纲》，1845）是的，理论的目的是指导实践，我对抑郁逻辑的探究，最终指引我找到了"渡过"的使命——探寻一条综合、全程、全人关怀、个性化的精神疾病疗愈之路。

这条路的基石，是生物—心理—社会的现代医疗模式。我如此表述：抑郁从来不是单一的疾病，也不是个体一时的产物。它是生物—心理—社会三方面共同作用的结果，是在时间流中逐渐形成的，是一个人生理关系、心理关系、社会关系和时间关系的总和。

在此认知前提下，我如此解读这条路径的四个关键词：

"综合"，就是多管齐下，不偏废、不拘泥。

"全程"，就是自始至终，形成一个完整闭环。

"全人关怀"，就是给予温暖和力量。

"个性化"，就是寻找最适合自己的疗愈方式。

循着这个思路，我们的目标渐次清晰：办公号、建社群、创办"陪伴者计划"、推出成长营、家长营、复学营；最后，筹建"渡过康复基地"。

前几项已初见成效，康复基地还只是雏形。我们的思路是：走出抑郁，重在行动。前文提到，对很多难治性抑郁，改变生活方式是一条出路。但是，仅凭单个人的力量改变生活方式，受到各方面因素的约束，殊为不易。

既然个人改变不易，那么我们就来创造这样一个环境，一个生态疗愈场，让患者在这里重建人与人的关系链接，改变思维和行为模式，重建自己的生活。——这就是集学习、疗愈、就业、成长为一体，让患者最终回归家庭、回归社会的"中途岛"。

最后，介绍一下"渡过"新启用的 logo。

图案主体是海上的舵轮，其中特别需要说明的是"渡过"的英文。

"渡过"两个字怎么翻译为好？我们想过很多词，都不贴切。后来灵机一动，干脆自创了一个词：dogo——它是"渡过"的谐音，从英文字面上看，含义是"做，走"。这恰好符合"渡过"的理念。希望 dogo 这个词将来能够进入英文词典。想象中，我注释如下：

"dogo，汉语为'渡过'，是中国的一个民间抗郁组织，其使命是'知行合一，自渡渡人'，其宗旨是两个字——'去做'。"

知足

患了抑郁症的人，注意力总在自己的抑郁上，于是越来越抑郁。为什么公益、宗教、运动能治愈？那是因为你把你的心移开了。

符合

文章温暖而理性，给了抑郁症患者很多启发，也为病症患者提供了多种自救解决途径。

小白

术治病，道救心。

王丰

这是系列中最充满力量、鼓舞人心的一篇，也像作者本人认知的，对生命、对抗郁更深化的一篇。

我是猴子请来的救兵

再回头看看那一次挫折，然后反观今天的自己，我突然觉得在其中挣扎过之后，我变成了一个更好的人，获得了前所未有的思想认知和心灵财富。

四贤八俊

感谢张进老师，为难以计数的患者拨开了迷雾，这就是文字的力量，这就是知识分子悲天悯人的情怀。对我自己来说，读完这篇，让我又想起罗曼·罗兰的那句话："世界上只有一种真正的英雄主义，那就是看清生活的真相后，依然热爱生活。"

梦梦

一个主任医师说过这么一句话：没有治不好的病，只有不肯改的人。治病的过程，就是改习气秉性的过程，改过来了，人自然也就提升了。

镜子

请问一个讨厌阳光喜欢黑夜的人怎样 dogo？

作者

一步步向着光亮走。

王学勇 bujibuji

昨晚走出来了，然后有一个想法："抑郁过的人生才是完整的。"

丽敏

抑郁的彻底康复，就是两句话："努力做一个高尚的人"，"努力做一点有价值的事情"。

刘晓道无为

改变认知，可能是最终解决抑郁的途径。

陪伴渡过
——关于"陪伴者计划"

为什么需要陪伴者？

　　2018 年 3 月 5 日，我在"渡过"公号上发表《短期是诊治，长期是成长，全程是陪伴》一文，正式提出"陪伴者计划"的概念。这篇文章可谓一挥而就，但形成这个想法，至少用了五六年时间。

　　可以这么说，推出"陪伴者计划"，完全是出于我的个人经历和这些年咨询实践中的感受。

　　回忆我自己，大约从 2011 年下半年开始陷入抑郁。和大多数人一样，当时我对抑郁一无所知，浑然不觉。直到 2012 年 3 月病情恶化，失去了工作能力，才不得不承认自己病了。之后，从茫然无措、被迫就诊，到治疗无效、失望绝望，再到治疗见效、临床治愈……经历了无数严峻考验，走了很多弯路。

　　我后来想，上述过程中，如果有一个过来人，能够在某个重要节点指引一下，那该有多好啊。

　　再往后几年，陆陆续续有很多患者和家属找我做咨询，从中我了解到各式各样、稀奇古怪的病例，对精神疾病治疗的复杂性和特异性有了深刻理解。我认识到，精神疾病的治疗没有标准化流程；和其他躯体疾病相比，精神疾病治疗需要更长的时间、更多的试错、更整体的把握、更精细的调整，而这些是现有治疗体系无法满足的。

关于"陪伴者计划"的想法，在这个过程中逐渐清晰起来。而要解释"陪伴者计划"的必要性，首先要分析精神疾病治疗到底有哪些难点，以及现有精神疾病两大治疗体系（药物治疗和心理治疗）到底有哪些不足。

精神疾病治疗难在哪里？

疾病是生命过程的异常状态。只要是生命体，就会有疾病。任何生命体都包含身体和心灵两方面，疾病也相应地分为躯体疾病和精神疾病。在过往漫长的岁月里，人们只重视躯体疾病，精神疾病往往是被忽略或被粗暴对待的。糟糕的是，治疗精神疾病比治疗躯体疾病更加困难，原因在于：

1. 精神疾病的病理、病因有更大的不确定性。

首先，精神疾病成因复杂。从生物学维度看，精神疾病与生物学因素有关，包括神经递质、神经网络、神经可塑性等；其次，精神疾病和心理因素相关，涉及个人性格、原生家庭、早年创伤等；最后，精神疾病和社会因素相关，包括环境、压力等。

当然这只是总体而言。具体到某个个体，病因是什么，现代医学尚不能确定，只能通过经验来估计。病因不确定，自然不能对因治疗，只能对症治疗。因此，无论是药物治疗还是物理治疗，抑或心理治疗，都难以精准，不可能一枪正中靶心。需要尝试，需要摸索，需要试错。

正因为此，精神疾病的治疗过程要面对一系列抉择，不可避免存在碰运气的成分，这就对医生和患者提出了更高的要求。

2. 精神疾病的整个过程涉及更多的环节。

人的精神活动可以简化为一个刺激－调节－反馈的循环。外部因素通过刺激上游的神经中枢，如大脑皮层、下丘脑、垂体、神经核团等器官，改变大脑内神经递质的浓度，调节人的情绪、意志、欲望、情感等；而这些又会反过来在外部社会环境的作用下，对认知形成反馈。

总之，人的精神世界是一个漫长的环路，其中任何一个环节出现异常，都可能引发精神问题。这就决定了精神疾病的治疗，从就医到诊断到治疗到康复，涉及更复杂的因素，需要更长的时间。现实中，迁延不愈、病程长达二三十年的患者比比皆是。

3. 社会支持至关重要。

人的躯体疾病主要是生物性的，只要医学治疗到位，很快就会痊愈。但是精神疾病没这么简单。精神疾病是生物、心理、社会三方面因素共同作用的结果，其治疗效果必然和心理状态、外部环境密切相关；而个人的心理状态又直接受外部环境影响，所以，精神疾病的治疗效果离不开外部环境的改善。正是在这个意义上，患者的社会支持系统对于精神疾病的治疗至关重要。

4. 个人努力必不可少。

精神疾病不同于躯体疾病，鉴于其病理和病因的复杂性，并不是医学治疗方案对了就一定能奏效，而需要患者的个人努力。也就是说，疗效如何，最终决定于个人的作为。

具体来说，如果采用药物治疗，就需要患者尊重医嘱，按时服药，足量足疗程；如果采用心理治疗，那就需要患者有勇气面对自我，能够直面既往生活中内心深处的黑暗和阴影，不断发现自己、创造自己，在咨询师的带领和推动下，靠自己的力量实现人格成长。而个人能否努力，努力能否奏效，也需要社会支持系统的支持。

现有治疗体系有哪些不足？

以上分析了精神疾病治疗的复杂性和难度。鉴于此，精神疾病的治疗，需要医生更精心，患者更配合，医患关系更和谐。

但现实恰恰相反。客观而论，目前中国精神疾病治疗的两大系统——西医治疗系统和心理咨询系统，都有其局限。

先看医疗系统的局限性。

刚才我们提到，精神疾病的药物治疗具有试错的特性。既然是试错，就要不断调整治疗方案，并由此获得最优解。现实中，患者一次就诊，医生就能正确诊断、精确用药的案例，可谓凤毛麟角。

　　既然调整是必需的，那么如何调整？这首先需要医生有合格的医术和医德，否则调整就无从谈起。

　　除此之外，调整成功的另一个必备要素，是医生对患者的时间投入。要调整治疗方案，前提是对患者情况有准确了解。如果不了解患者服药后身体、心理的微妙变化，调药从何谈起？

　　问题是，医生要密切了解患者的情况，就需要时间。但目前中国有资质的精神科医生仅有区区三万多人，缺口达四十多万。病人多，医生少，患者辗转奔波，赶到医院，一等一天，看病的时间只有几分钟。之后复诊间隔时间较长，患者及时调药更不可及。在这样的情况下，患者的用药和调药往往具有盲目性，疗效会因此大打折扣。

　　再分析心理咨询系统的局限性。

　　目前，在中国，精神疾病患者要想获得好的心理治疗更难，主要原因有三：

　　一是心理咨询业比较混乱，咨询师人数虽多，但水平参差不齐，求助者难以找到合适的咨询师。

　　二是心理治疗耗时太长，长程治疗需要数年之久，即使短程治疗也得几个星期，花费巨大，患者难以承受。

三是咨询业的种种设置和规则比较严格、僵化，人情味不足，求助者的治疗体验往往不够愉快。

除此之外，也许共同的局限是：部分医生和咨询师更偏重于从各自角度解决问题。医生认为咨询师是空口说白话，咨询师认为医生只会用药不能治本。各自画地为牢，而不能从实际出发，为患者寻找最适宜的治疗方案。

陪伴者有哪些优势？

可以断定，由于精神疾病的复杂性，以及医疗和咨询系统的局限性，当前中国精神疾病患者得到的治疗注定是不充分的。正是在这个意义上，"陪伴者计划"或可起到某种独特作用，成为精神疾病治疗的第三系统。

谁是陪伴者？我理想中的陪伴者，是精神疾病临床治愈者或康复者，他们有自身体验，并经过训练，具备心理学和精神医学基础知识，还有足够的随机应变能力和危机处理能力。

具体而言，陪伴者的特点是：

1. 人数众多。理论上，有经历、有热情、有学习能力的患者，都有可能被培训为陪伴者。

2. 有同情心。他们经受过疾病的折磨，与患者同病相怜，很想把自己从治疗中获得的经验传授给他人，从中体会价值实现的快乐。

3. 有同理心。他们对疾病感同身受，切中患者需求，与患者更容易沟通。

4. 有相对较多和较灵活的时间。与医生、咨询师相比，他们不以此为主业，处理问题更灵活机动，不受职业规则的局限。

现实中，一位患者从发病到回归社会，是一个漫长的过程。如果陪伴者的上述优势得以发挥，他们就可以打通生物—心理—社会三个环节，对患者给予全程指导、陪伴和抚慰，成为西医治疗和心理咨询之外的第三系统。

所以我说：短期是治疗，长期是成长，全程是陪伴。

陪伴者可以做什么？

上篇文章中，我提出：一位求助者，从发病到接受现实，到正规求治，到临床治愈，到彻底康复，到回归社会，是一个漫长的过程；假如陪伴者的上述优势可以发挥出来，就可以打通生物－心理－社会三个环节，对求助者给予全程的指导、陪伴和抚慰。

这里我想展开分析一下，根据求助者的病况，陪伴者能提供哪些具体、有针对性的全程指导和帮助。

发病初期：树立信心，保持耐心

一位抑郁症求助者，从治疗进程看，可以分成发病初期、急性发作期、治疗期、巩固期、康复期几个阶段；从疾病的程度看，可以分成轻度、中度和重度。

疾病状态不同，求助者需要的帮助也有区别。

在发病初期，多数求助者不了解抑郁症，普遍的心态是茫然、惊慌、无助。不知道自己得的是什么病，更不知道该怎么办。这时，陪伴者首先能做的，是倾听求助者的诉说，安抚其情绪，向他们普及抑郁症基础知识，打消他们的恐惧和忐忑心理，把心态安定下来。

随后，陪伴者需要告诉求助者，抑郁症是一种真实的疾病，是生物、心理、社会三方面因素失衡的结果，是需要治疗、也可以治疗的。

很多求助者，出于对抑郁症的无知，想当然地认为抑郁症是"心病"，责怪自己"意志薄弱""缺乏责任感"，自责、自罪，耽误了治疗。因此，要劝导求助者正视问题，及时调整，迅速控制症状。不然会贻误时机，给后续治疗增加难度。

其中，信心非常重要。记得《渡过：抑郁症治愈笔记》出版后，一位读者和我交流阅读感受，他说："读了你的书，我明白了一个道理：抑郁症是可以治疗的。"

听他这么说，我起先很不甘心，心想我写了这么多，就这一句有用？后来，接触到更多的求助者，了解到他们在治疗中遭遇的曲折，我认识到，假如求助者读了我这本书，真的能树立"抑郁症可以治疗"的信念，那就算非常有效果了，我就该知足了。

陪伴者还可以帮助求助者消除病耻感。很多求助者，虽然明白抑郁症是怎么回事，也知道应该寻求正规治疗，但没有勇气告诉别人自己生病，更谈不上去积极求医问药。当然，消除病耻感是全社会的事情，陪伴者只能力所能及地劝导求助者，"你只是病了，不是错了"，鼓励他们能够勇敢面对，积极求治。

最后，在告诉求助者抑郁症可以治疗的同时，还要给他们打预防针，让他们知道：抑郁症是一种复杂的疾病，治疗起来有一定困难，要打一场持久战。我不赞成"抑郁症是心灵感冒"之类的说法，因为抑郁症既不像感冒那样常见，也不像感冒那样好治。对抑郁症轻描淡写，会让求助者轻敌；一旦治疗无效，求助者可能更加沮丧和绝望，将会影响后续治疗。

求医初期：判断自身状态，选择最恰当的治疗方式

当求助者从最初的迷惘和慌乱中镇定下来，接下来就需要选择干预方式。这时候，陪伴者可以帮助求助者对其病情有一个大概判断，从而做出选择：到底是自己调整还是看医生？是看精神科医生还是去找心理咨询师？

一般来说，如果通过各项表征，判断求助者只是处于抑郁情绪和轻度抑郁阶段，还可以通过改变环境等方法自我调整，或者做心理咨询；如果到了中度和重度阶段，就要毫不犹豫，抓紧时间到精神专科医院就诊。

具体如何判断？我的体会是：既关注情绪起伏，更关注动力和能力的变化。如果求助者仅仅是情绪低落，那么问题可能

还在心理范畴；如果发现他的工作能力、办事效率甚至生活能力都有一定程度的下降，那就不只是抑郁情绪，而到了抑郁症的范畴，需要及时作药物干预。

进入治疗阶段，求助者和家属都希望找到灵丹妙药，一下子就把病治好。此时需要帮助求助者打消幻想，面对现实。

要告诉求助者，抑郁症只是一个统称，具体到每一个人，病因、病理、症状各不相同，不存在一个统一的、标准化的治疗方案。抑郁症治疗需要时间，需要耐心，对抗抑郁症，不存在最好的治疗方式。陪伴者只能根据求助者的个体差异，帮他寻找最适合自己的个性化疗愈方案。

药物治疗：解释医生用药逻辑，提高求助者治疗依从性

求助者进入治疗期后，心态会暂时稳定下来，最初的茫然、无助会有所缓和。这个阶段，求助者最大的顾虑来自三个方面，需要一一排解。

首先是药物的副作用。这是每位求助者服药之初都会遇到的现象。毋庸讳言，副作用确实存在，有的表现为口干、视力模糊、排尿困难、便秘、轻度震颤及心动过速等，有的可能引起直立性低血压、心动过速、嗜睡、无力等症状。这时，求助者会非常沮丧。本来对药物治疗就半信半疑，现在发现吃药不

见效，却出现了副作用，会非常懊恼、后悔、沮丧。

这时候，要跟求助者讲清楚什么是副作用，副作用是怎么回事。要告诉求助者，副作用确实存在，但没那么可怕。因为副作用的概率非常低，并不总是出现；副作用的大小和药物有关，也与求助者自身内环境有关。无论如何，副作用与精神疾病对人的摧残相比微不足道，在疾病和副作用之间，应是两害相权取其轻。

在消除对副作用的担心之后，接下来要处理好求助者对医生的怀疑情绪。在治疗中，求助者对医生往往有这样的疑虑：问诊就这几分钟，凭什么判断我有病还开药？有什么依据？这些药能见效吗？

针对这种情况，可以告诉求助者，中国精神科医生资源严重缺乏，医生不能给求助者分配更多的时间，这是无奈的现实。精神科医生看病只是针对症状，不涉及心理。在短短的就诊时间内，你能做的就是抓住重点，把症状讲清楚。有经验的医生只要能准确掌握你的症状，再察言观色，还是能在几分钟内判断病情，正确下药的。

医生开药后，求助者的担心便会转化为对一堆药名的怀疑。这时，陪伴者可以运用自己的药物知识，给求助者解释医生的用药逻辑：医生的思路大概是什么样的，为什么用这几种药。让求助者从内心深处相信医生，遵从医嘱，为争取最佳疗效打下基础。

遵从医嘱主要表现在服药上，即做到足量足疗程。抗抑郁药有一个特点，一般都要服用三四周甚至更长时间才能见效。而求助者大多性急，见用药不见效，就会失望、沮丧，甚至匆匆停药，以致前功尽弃。这个时候，要给求助者讲解抗抑郁药的生效机制，让他们明白，药物不见效，不是药不行，而是药力不够。一定要坚持治疗，坚持到药物起效的那一天。

准确判断药物起效与否，也非常重要。如果药物确实起效，求助者会备受鼓舞，改善情绪，增强信心；如果药物确实无效，且已经足量足疗程，那就应该果断换药，不再耽误时间和金钱，赶紧去试验更对症的药物。在这个问题上，陪伴者可以根据切身体会，给求助者以具体指导。

心理治疗：帮助求助者认清自己，找到合适的咨询师

近年来，寻求心理帮助的人越来越多。对于抑郁症，心理治疗肯定有用，而且在每一阶段都会起不同的作用。问题在于，如何找到适合自己的心理医生，并且收到实际效果。

大多数求助者对心理咨询的理解是模糊的，他们不懂得心理咨询的原理，也不懂得心理咨询的复杂性。在他们看来，心理咨询师就是一个概念，岂不知咨询师是特异性最强的一个群体，无论是水准还是门派或风格，都千差万别。指望随便找一

个咨询师，就能解决各种问题，无异于缘木求鱼。

要告诉求助者，心理治疗的本质是自救，在整个治疗过程中，咨询师只是起到引导和推动作用，最终要靠求助者本人——在咨询师的带领下，发现内心被扭曲的情感力量，厘清来龙去脉，解决内心冲突，求得身心统一。

因此，如果求助者下决心寻求心理治疗，陪伴者要告诉他，一定要"以我为主"寻求帮助。先找到自己的症结所在，明确自己到底想解决什么问题，需要哪个门派的咨询，再在这个方向寻找适合自己的咨询师。

在咨询过程中，陪伴者甚至还可以成为求助者的督导，督促其完成咨询师布置的家庭作业，加强自我练习，最终收到实效。

康复期：坚持服药，锻炼身体，改变内外环境，避免复发

治疗临床见效后，患者就进入康复期。在这个阶段，避免复发是第一要务。

很多求助者在治疗未见效之前悲观绝望，一旦治疗见效，临床症状消失，便以为大功告成，马上就想停药。这个阶段，陪伴者可以发挥很大作用。要告诉求助者，临床治愈只是阶段性的，不能匆忙停药，否则就会把自己置身于复发的巨大风险中。

有些患者急于停药，还有这么一个理由："服药就说明病没

好，不服药才说明病好了。"

这种想法其实很荒唐，服药不服药，疾病都客观存在。相反，不服药，疾病就倾向于加重；服药，疾病就倾向于被控制。陪伴者可以叮嘱求助者，在医生指导下缓慢减药。减药的维持期尽可能长一些，这样即使出现复发迹象，因为还在维持用药，至少还能抵挡一阵，然后快速调整用药，遏制疾病复发。

除了坚持服药，心理调整也必不可少。很多患者在临床症状改善后，立刻原封不动回到原来的生活轨道上，内心冲突没有解决，外在刺激依然存在，这些都是复发的风险因素。陪伴者要提醒求助者，加强心理建设，避开刺激点，增强环境适应能力，追求人格完善。这甚至会成为患者毕生的功课。

体育锻炼更是康复的重要环节，很多陪伴者都从中获益良多。陪伴者可以为求助者量身定做锻炼方案，甚至陪伴锻炼。

最终目标：恢复社会功能，回归社会

和躯体疾病相比，精神疾病的治疗有一个特点，即不是临床症状消失就万事大吉，最终目标是回归社会。有些求助者，病程迁延多年，各方面能力都会退化，即使临床治愈，要回到正常生活中仍非常艰难。求助者不能回归社会，精神疾病的治疗就是不彻底的。

回归社会难在哪里？一是克服病耻感，二是逐渐恢复各方面的能力。在这两个方面，陪伴者可以发挥特别的作用。很多时候，求助者离开社会时间长了，产生社交恐惧，害怕和人接触，如果有陪伴者陪同，就可以增加底气；当求助者做事缺乏自信时，陪伴者也可以给予鼓励甚至必要的协助，帮助他们找到努力的边界，获得自我掌控感。

以上分门别类，分析了陪伴者在不同阶段可以给求助者提供哪些帮助。当然实际情况会比这复杂得多，在漫长的治疗过程中，求助者还会出现和衍生出各种各样具体的需求。

从陪伴项目看，"陪伴者计划"还可以细分为：求助者情绪安抚、治疗方向选择、就诊指导、用药指导、心理咨询辅导、人际关系适应指导、亲子关系指导、运动疗愈指导、复学就业指导、婚恋指导等。陪伴者也可以根据自己的专长，灵活机动地调整陪伴内容。

总体上，"陪伴者计划"的最终目标是：打通生物—心理—社会三个环节，给予求助者有针对性的全程指导，帮助他们获得信心，找到治愈的办法。倘能如此，"陪伴者计划"就能起到自己独特的作用，成为精神疾病疗愈的第三支柱。

陪伴者和咨询师有什么不同？

看完上一篇，也许有读者会问：这些事咨询师也会做，那么陪伴者和咨询师到底有哪些不同？陪伴者的特点在哪里呢？

这个问题涉及太多方面，我不想就细节展开讨论，因为难免挂一漏万。这里我只想讨论最主要的一个方面，即陪伴者和咨询师的角色差异。

先从形式说起。我们知道，心理咨询行业要遵守一系列规范。比如，咨询室要具有保密功能，不宜太大，也不宜太小；咨询时间是有规定的，不宜太长，也不宜太短；咨询师与求助者会谈时，要保持正常的社交距离和位置，不宜太近，也不宜太远，等等。这些都不是随意规定的，必定是经过无数次磨合才确定的最佳安排。

陪伴则没有这些硬性要求。比如，陪伴者和求助者可能相对而坐，也可能并肩而坐；可能在一个私密场合会面，也可能在一个开放空间边走边谈，甚至一同用餐，一同游览，一同跑步，等等。

这都是最表层的，但从中也可以看出二者的重大区别：咨询师和求助者本质上是医患关系，是"你"和"我"；而陪伴者和求助者，是有着共同经历和感受的同一群人，是"我们"。

也就是说，咨询师和求助者之间，边界是清晰的，陪伴者和求助者则难以太清晰；陪伴者是求助者疗愈道路上的倾听者、支持者、引领者和监督者，在尊重个人隐私前提下，感同身受、亦师亦友的陪伴关系，是社会支持系统的重要组成部分。

由此可以确认陪伴者的工作特点：

一、陪伴者可以为求助者提供更加综合和全方位的整体解决方案。

这个结论来自我的早期实践，同时也是我提出"陪伴者计划"的缘起。

人生的每一个"第一"总是令人印象深刻。那是 2014 年，我还没有出版《渡过》，只是在自己的财新博客上发表了一系列关于抑郁症的科普文章。一天，一位读者辗转和我取得联系，倾诉苦衷。他说，看了我的文章后，觉得自己也有问题，但不确定问题是什么，到什么程度，应该怎么办？——事实上，从这时起，陪伴就开始了。

那天，听完他的讲述，对照他的症状、病史、家族情况，我明确告诉他：你应该已经是抑郁症，而且持续了很长时间，仅靠个人调整会耽误病情，应该尽快求医。

考虑了几天后，他表示接受我的意见。但到哪里看病？他很茫然。我帮他分析了在本地和去外地的利弊，让他自己决定。他说："我没有主意，既然找到了您了，就全靠您，我去北京吧。"

那时我无知无畏，帮他选择医院，联系医生，提前挂上号。在预定看病的那天清早，他坐夜车赶到北京。我和他在医院会合，见到医生，帮他补充介绍了病情（因为他不能抓住重点）。医生诊断、开药后，我又给他解释医生的思路——为什么用这几种药，每种药有什么用处，嘱咐他一定要遵从医嘱，好好服药，足量足疗程。

当天晚上，他就坐车回家了。在北京没住一天，仅此一项就省了很多钱。

但陪伴没有结束。回到家，他问题不断：头疼恶心是不是副作用？服药什么时候能够见效？我到底能不能治好？我现在算见效了吗？什么时候可以减药？我能上班吗？要不要换工种？这两天状态不好是不是复发？怎样才能不复发？……

类似的事例不是一个两个。通过一次次实践，我体会到抑郁症的个体差异和治疗难度，认识到陪伴的必要和重要。比如上述这位患者，需要的服务如此之多、如此之细，在当前中国的现实条件下，不是医生和咨询师可以随时提供的。

而陪伴者作为一个亲历者、过来人，对求助者往往会有更切近的理解，能够抓住其需求痛点。事实上，陪伴者不仅仅释疑解惑，还已经深度参与到求助者的生活中，给他提供解决方案，甚至感同身受，一起去践行效果。

　　这正是我提出"陪伴者计划"的初衷："以需求为核心，以治愈为目的。"而鉴于抑郁症的治疗和康复旷日持久，涉及太多的环节，故提出"短期是医院诊治，长期是心理成长，全程是社会陪伴"的工作方针。

　　二、陪伴者对求助者有更多的出自个人体验的共情。

　　"陪伴者计划"实施以来，陪伴者们从实践中积累了诸多感悟。

　　马龙是其中的佼佼者，他有一句话让我印象深刻："在和求助者的交流中，我隔着一段距离审视他们，好像看到了当年的自己，这也让我更能理解他们的处境和行为。"

　　马龙这段话，道出了陪伴者最大的特点：感同身受和共情。

　　"陪伴者计划"的核心是陪伴者。在选择陪伴者时，我提出的第一个条件是：陪伴者必须是疾病亲历者。只有这样，陪伴者才能以自己的切身体会，给予求助者不可替代的深刻理解和共情，提供战胜疾病的信念和方法。正如马龙所说："在我给他作陪伴的一瞬间，两个影子重叠了。"

马龙陪伴过一个二十多岁的年轻人。突然有一天，年轻人抑郁了，情绪低落，害怕见人，不能集中注意力工作。不管是同事还是领导，没人能够理解他。马龙听了病人的描述，想起当年的自己也曾被这种感觉包围，他告诉对方："你的这种状态，不是你自己想这样的，是疾病让你无法控制，等你的病好了，这个症状就会消失了。"就这一句话，让病人感受到巨大的安慰，不再焦虑、自责。

另一位陪伴者云兮告诉我，因为和求助者有着共同体验，一个表情，一个眼神，她们就能心意相通。一位求助者对她说，谈话时会有一种"深深被看见"的感觉，不用刻意思考，就能把很多不能与他人言说、担心说了也不会被理解的经历和感受，很自然地说出来。而这本身就是疗愈。

这个道理，可以用鲁迅先生的一句话来解释："从喷泉里出来的都是水，从血管里出来的都是血。"如果把求助者的困境比作黑夜迷路，陪伴者就是以自己的内心体验为灯火，照耀求助者走过这段黑暗之路。

三、陪伴者不受时间等因素的限制，可以和求助者成为朋友。

心理咨询作为一个职业，必然有很多职业规范。比如，在正式咨询之前，咨询师要先和求助者谈设置，约定咨询目标、次数、周期、价格等，然后严格执行。

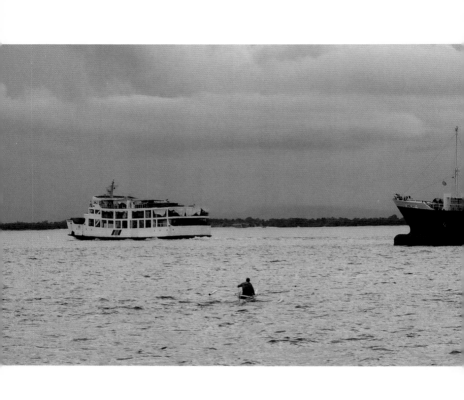

2016 年 7 月，菲律宾棉兰老岛，一处不知名的海滨。
天气阴沉，海天一色，波涛汹涌。我看到一个小舢板，在海面上艰难划行，向
两艘大船靠近。一种说不清的心绪在内心滚涌，我拍下这张照片。

这些都是必不可少的，但对于一些求助者来说，有时会感觉有些机械。比如有的求助者反映，刚开始咨询时，他的情绪和想法可能难以表达，后来终于逐渐谈到深处，铃声一响，咨询师提醒他，时间快到了。这往往会打乱他的节奏，影响咨询效果。

陪伴者则不拘时间和方式，陪伴方式更加灵活。双方可以用最方便的通信手段及时联系，彼此即兴留言，随时问答。交流的问题也不一定限于疾病，可以延伸到生活的各个方面，只要有利于双方的沟通。

陪伴者金美的第一位求助者，和她年纪相仿，孩子也差不多大，又都是医务工作者。陪伴中，她们彼此以姐妹相称，除了疗愈，还会聊起工作和家庭，相约跑步，彼此鼓励。有一天，求助者给金美发来信息，"妹妹，我焦虑状态改善了，又重新感受到生活的美好。你是我生命旅程中的好朋友，感谢有你的陪伴。"

陪伴者享自由的第一位求助者，是一位双相情感障碍的女孩。第一次交流，他上来就问女孩最近情况怎么样？女孩说："太复杂，不知道说什么。"之后就沉默了。他意识到问话太直接，于是不急于进入正题，而通过闲聊建立陪伴关系。一段时间后，一天中午，女孩突然给他发来长长一段话："当我的陪伴者应该是件不容易的事情，没有任何一个心理医生能引导我从自己的想法中走出来，他们都认为和我聊天很费力气……我不愿意接受其他人强制安在我脑子里的东西，我喜欢自己去理解万物，但时间久了也就没有能和我说话的人了……说实话吧，我一点都不希望自己能够好起来，因为我享受每次发作的过程，我享受这个病带给我的思维的活跃，享受这个病带给我看待世界不一样的角度……"

享自由回答道："你能说出这么多心里话，说明你信任我；你想什么时候说就什么时候说，我都愿意听。"他后来对我说："遇到这种情况要及时回复，表明你一直都在她身边。不做太多的干预，只是倾听与陪伴。"

陪伴者邹峰告诉我："我有个陪伴对象，是严重的人格障碍患者，情绪不稳定，吃药基本没有效果。在家里打人骂人，用刀砍父母，甚至离家出走。她和我建立陪伴关系后，也无数次情绪失控骂我，微信拉黑；再无数次羞愧，重新加微信，保证不发脾气，等等。现在她的社会功能在慢慢恢复，可以做一些简单工作，逢年过节走亲戚也不会动不动发脾气失控。"

陪伴者郭小美陪伴过一位有自杀倾向和自残行为的双相情感障碍的女孩。患者小时候是留守儿童，家庭关系不好，不愿跟家人接触。开始谈话时，连续几个小时，女孩一直流泪，无法清晰表述，也无法停止。于是，郭小美把陪伴过程拉长到六天。她们一起做饭，一起吃饭，去江边散步，去公园看风景，一起探讨哲学、人生、死亡……她发现女孩有的见解非常棒，甚至令自己震撼，她从中也有很大的收获……之后她们成为朋友，经常来往。后来女孩独自回外婆家两个月，又去二姨家一个月，再后来找到做服务员的工作至今。

以上这些陪伴的方式及效果，用杜甫的诗来表述就是："好雨知时节，当春乃发生；随风潜入夜，润物细无声。"

四、陪伴者会积极主动地介入求助者的生活，解决具体问题。

刚才提到，一位职业咨询师要遵守很多行业规范，比如只能为求助者解决心理困扰，或因心理原因引发的行为问题，而不能涉及求助者生活中的具体事务。但对于陪伴者来说，很多时候恰恰需要介入陪伴者的生活，帮他出主意、想办法，解决现实难题。

金美的一位求助者是一位花季少女，抑郁绝望中跳楼自杀，腰椎骨折。她先研究了女孩的资料，了解到女孩和母亲关系不好，在母亲的否定和打击中长大；母亲与父亲经常吵架，她生活在一个极度缺乏安全感的环境中。

怎样来帮助女孩？金美决定从家庭关系着手。她分别加了女孩父亲和母亲的微信，让他们认识到，良好的亲子关系是孩子康复的基础，要全然接纳孩子，承接孩子的不良情绪，不唠叨，不指责，不抱怨。他们认可了金美的建议，亲子关系和夫妻关系有了很大改善，女孩的状况也持续向好。

享自由讲过一个案例：他的第二位求助者，是一位二十多岁的青年，有明显的社交恐惧，待在家里很多年。在交流过程中，这位青年流露出对母亲的反感："从小到大，一切都要按照父母的意愿来。"享自由意识到，亲子关系可能是一个好的切入点。他联系上青年的母亲，和母亲交流后，发现母子双方都存在问题：青年缺乏改变自己的动力，母亲心态过于焦急，对孩子过度控制。

于是，享自由从两方面开展工作：一方面和求助者本人沟通，鼓励他尝试去做一些工作，记录自己的点滴进步，先养活自己，再做自己；另一方面和求助者的母亲沟通，要她多一点耐心，给孩子一些自由空间，避免过度焦虑，当自己有了改变，孩子也会跟着改变。

马龙也认为，陪伴是有必要参与到求助者生活中去的。如何把握参与的深度？他举了一个例子：一个高中男孩，抑郁较重，学业压力太大。是坚持学业，还是先治疗？家长犹豫不决。马龙给他们分析了三种可能性：坚持学业，但病情加重；耽误一些学业，但病情缓解；硬拼，学业耽误了，病情也严重了。家长当然希望"既不耽误学业也不加重病情"，听了马龙的分析，意识到实现概率太小，最后选择了第二种方案。

马龙后来说："我这种做法其实是有风险的，做出判断和建议时也有一些挣扎。但现在我能感觉到，孩子的情绪比之前好了一些，我能听见他在电话那头笑。"

这些案例概括起来就是一句话：咨询师要严守边界，陪伴者和求助者却可以亦师亦友，参与到对方的生活中去。这或许是咨询师与陪伴者的最大区别，而陪伴者也因此具有自己的独特价值。

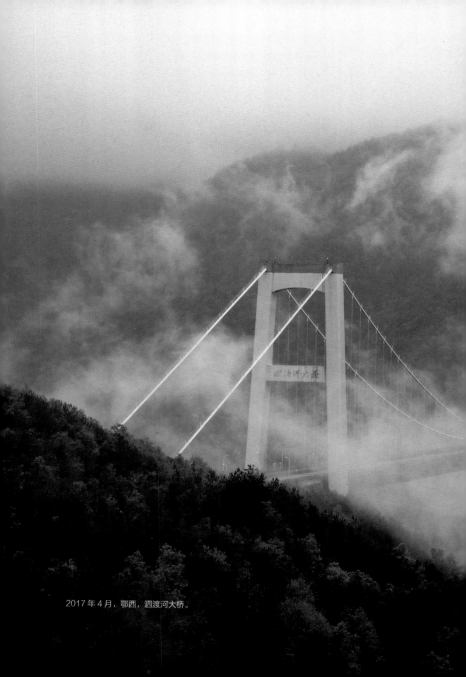

2017 年 4 月，鄂西，泗渡河大桥。

观　　　察　　　现　　　场

八年行走，为中国精神健康领域的变化留一份记录一连几天，我陷入怅然和失落中。追忆和愧疚时时如潮水涌来，一点点浸没身心。我要写下这段文字，为老唐，为自己。

——

2017 年 6 月 24 日，整理最近的采访笔记，突然想起老唐。

很久没有音讯了，翻看微信记录，还是半年前曾致信于他，未获回音，而我亦未再追问。

"他会不会……"一个不祥的念头涌上来。

一年前，我曾去看望他，写过一篇文章，题为《老唐和他的十年"冬眠"》。我在文章结尾写道："老唐现在是彻底好转，不再复发，还是只是循环过程中的一个阶段？谁知道！谁知道！我只能建议他，密切监测未来几个月的身体变化，假如能保持现状，万事大吉；假如陷入新一轮循环，那时再做商量。"

我犹豫一会儿，打开微信朋友圈，查验许久，终于找到一位疑似老唐同事的头像。打上两个字："你好。"对方立刻回应：

"你好，张老师。"

我试探地问道："你是老唐的同事吗？"

回答很干脆："是的，您知道他去世了吗？"

尽管有预想，心里还是一紧。我说："不知道，刚刚我还联系他，没有回复。"

他答："一年了，怕您担心，没告诉您。那次您来我们这后，两个月他都很好，突然有一个礼拜不爱说话了，大家都知道他有可能复发了，领导就放假给他。没多久，就听到他去世的消息。"

谈话到此为止。我闭上眼睛，撑着头，陷入沉思。关于老唐的点点滴滴，浮上心头。

二

老唐是"渡过"公号最早的粉丝。

他是在 2016 年 2 月 14 日关注公号的。大约在那几天，他联系上我，提出两件事：买三十本《渡过》签名版；向"渡过"公号捐款二千元。

我当即表示：感谢捐款，三十本书奉送。彼此都很高兴。

快递资费昂贵，他所在的城市离北京只有半个小时的高铁车程，于是他邀请我去玩，顺便把书带去。当时我母亲在我这过春节，我正到处找地方带她去玩。我想，一举两得，于是带上老妈，拎着书，去看老唐。

老唐时年五十三岁。一见面，看他高高瘦瘦，器宇轩昂，神气得很。他向我解释，这是他好的样子。坏的时候，在家缩着，谁也看不见。于是我第一次知道有这么一种病：一年内，他的身体、情绪随季节变化往复，已循环了十年。

他诙谐而生动地打了个比方："我好比一片树叶，秋天叶子落了，就开始冬眠；到第二年春天，叶子长出来，我就活过来了。"

他把我带到他的单位，一家大型央企。他有一间气派的独立办公室，和同事说话，高声大气。我知道这就是国企的好处：他是单位老人，因为早年立过"战功"，尽管病了十年，还能很神气地活着。

在办公室，他详细讲了自己的故事。

2001 年，他为公司开拓海外市场，因压力太大，"变傻了"，不得不回国；由此到 2014 年，每年十一月，准时进入"冬眠"状态，不想说话，不能工作，不参加活动，把自己关在屋里，一躺一天；第二年，春天到了，万物复苏，他"苏醒"过来，又能正常工作。

这样的状况持续了十年。尽管"冬眠"很痛苦，好在他逐渐有了经验：只要挺过冬天，就会好起来——正是这种"就要好起来"的信念，让他一直坚持着，从没想过自杀。

岂料情况在 2014 年发生改变。当年十一月，树叶落了，他没有应时跌落，继续保持好的状态；转过年，到 2015 年 4 月，本该"复苏"的季节，突然复发，陷入抑郁；再到秋末，又活过来。他这次找我，是想和我探讨：为什么"冬眠"节律被打破了？

他把我的日程安排得很紧。先是给他几位同事做咨询，"我们单位得抑郁症的，互相瞒着，都找我报到。"他很得意地说，一副"抑郁王"的样子。

接待完几位同事，他带我到一个大会议室做讲座。他确实很有分量，居然把主要领导和同事召集起来，黑压压一片，足有四五十人。"你给大家讲讲，"他环顾四周，一副理直气壮的样子，"我这是真的有病，不是装病！"

三

老唐单位的领导，多是他的晚辈后生，对他自然是客气恭敬的。讲座结束后，一领导单独见我，表达了自己的忧虑："老唐年年这样，怎么办啊？"

说实话，我也不知道。甚至对他具体是什么病，我也说不清。是季节性抑郁？还是双相？或是神经症焦虑？人的精神世界实在有太多的谜。

好在老唐本人很坦然，甚至不避讳生死。他谈到自杀问题，还把自杀归咎于吃药。

他告诉我，他病了十年，从没吃药；而在2014年"节律"转换后，身为医学博士的妻子着急了，把精神科医生请到家里，给他看病、开药，逼他每天按时服用。

但完全没有效果。或者说，如果有效果，就是想自杀。

他回忆，吃药后第二天，突然萌生了自杀的想法。此后，自杀的念头和举动每天循环。早上，妻子逼他服完药，去上班，他就开始写遗书。遗书写得慢，写着写着，到了下午，自杀的念头不知不觉消失了，便撕了遗书，该干吗还干吗。第二天，又周而复始。

我很奇怪：这自杀的念头是怎么冒出来的？这个问题，老唐也回答不上来，只是坚定地归咎于药。他拿着药物说明书给我看："你看，上面说了，吃了药会想自杀！"

到2015年6月，他拒绝再吃任何药。他自称已经"创造"出一套对抗抑郁症的办法：学习抑郁症和心理学知识，重建内心；练书法，打乒乓球，打太极拳，研究茶文化。

四

听他如此说，且自信满满，我沉思良久，不免有点担心。

我知道，抑郁症是一种自限性疾病，病情发展到一定程度，有时靠患者的生命力量也能自我调节，逐渐缓解。据统计，约有三分之一患者不治疗，耗个一年半载，也会逐渐痊愈。

但是，不治疗，被动等待自己好起来，行不行？经验表明，这非常危险。因为这一年半载日子难熬，生存质量低，自杀风险大。而所谓"好了"，只是不发作而已，就像有一把达摩克利斯之剑，悬在头顶，不知道哪天还会落下。

当天下午，老唐陪着我和母亲游玩，把八旬老妈哄得分外高兴。临别时，我给出我的忠告：光靠看书、心理建设、锻炼、娱乐是不够的，还是要积极治疗，要看病、吃药。

他二话不说就应诺。我知道这是应付。我只能嘱咐他：密切监测未来几个月的身体变化，假如能保持现状，万事大吉；假如陷入新一轮循环，那时再做商量。

别后最初几个月，我们还保持着联系，他不时在公号上留言、打赏。不记得何时起音讯渐稀。现在想来，那是再次复发，而我也未主动联系他，"再做商量"四个字只停留在承诺中。

我很惭愧。

世事往往如此：相见时把酒言欢，信誓旦旦；一旦分别，即相忘于江湖。

斯人已去，往事不再。唯有他送我的一幅字在书柜里躺着，墨迹还很浓、很黑。

2017 年春天的一日，我从綦江赶往湖北恩施，在重庆转车。

此前几天，有一对来自重庆的夫妻，为女儿约我见面。于是我在重庆停留四个小时，获知了一个辛酸的故事。

——

先见到孩子的父亲。他告诉我，孩子今年十九岁，近五年来，状况一直不好。每天情绪低落，失眠，没精打采，不想学习，勉强读了个大专。毕业后，又不想上班，三天打鱼两天晒网，后来干脆就在家待着。而且脾气很大，稍不如意，就哭；经常网上购物，一透支就是上万元，最后只能靠父母来还债。也曾经去医院看过，医生说是抑郁症，开了一堆药，都没吃；也做过心理咨询，孩子抗拒，做不下去，几次之后就不去了。但却能玩游戏，甚至跑到上海去参加一个游戏联盟组织的线下活动。他对我说："我都搞不清她到底是真的病了，还是装的？"

过一会儿，母亲带着女儿来了。

我问孩子："你愿意爸妈陪你谈，还是想一个人谈？"孩子说一个人谈。于是父母离开，留下孩子一人坐在我的面前。

我看着孩子。

她脸色苍白，眼圈发黑。垂着眼皮，不看我，也不说话。我不催促，只是把一杯水推到她面前，温和地注视着她。慢慢地，她开始叙述。

我问她，你现在最难受的是什么？

她说，是失眠，严重的失眠。

从今年三月起，她就彻夜不眠。失眠加剧了她的各种症状：头疼，头昏，大脑发木；没有精力，注意力不能集中，看东西看不懂、记不住；没有任何兴趣，没有情感，像行尸走肉；没有朋友，也不出门，每天无所事事，要么睡觉，要么上网。

除了抑郁，还有焦虑。肢体僵硬，经常莫名地紧张。坐在那里，妈妈突然叫她一声，或者从背后碰一下她的肩膀，她就能浑身一惊，像触了电。

我试图让她追溯疾病发展的过程。

她回忆，从初中开始就不快乐了。那时，学校风气不好，她是同学们欺负、捉弄的对象，老师也不管。有一次，班里出了点事，同桌嫁祸于她，她受到处分，还被同学们哄笑。"到现在我还经常梦到这些事情。"

我问："这是你的心理阴影了吗？"

她答："是，而且阴影还不止这些。"

她又回忆，四五岁的时候，被妈妈打过，有一次打得很厉害。妈妈以为她忘了，其实她一直记得很清楚。

我问："你知道有心理阴影，那为什么爸爸妈妈让你做心理咨询，你不肯做？"

她答："每次去，心理医生就让我在纸上写下快乐的事，不快乐的事不让写。我实在没有快乐的事情，逼着写也写不出来，就不去了。"

我问："那你大老远跑到上海去参加游戏线下活动，也不快乐？"

她苦笑："我知道整天闷着不好，也想和外界有一点联系。但现实中没有朋友，只好在虚拟中找一点寄托。这个联盟活动，我也是强迫自己参加，并不能感到多少乐趣。总共去了三次，第三次，实在难受，坚持了一天就回来了。"

我犹豫了一下，终于问："你曾经有过极端的想法吗？"

之所以犹豫，是担心这个问题太敏感，怕刺激她。没想到，听到这个问题，她第一次很快抬起头，看了我一眼，惨然一笑：

"我每时每刻都这么想！"

如此坦率！完全出乎我的意料。我又问："那你具体计划过吗？"她答："想过，但没有实行。"

她比画着给我看："割脉会疼，血流得太多；跳楼太难看；跳河不一定能死成。就还熬着。我想我还是怕死的。"

我心里一阵酸楚。

沉默了一会儿，问："你和我说的这些事情，和你爸妈说过吗？"她漠然一笑："说了有什么用？他们不能理解。"

谈话到此结束。

我最后说："我问了你这么多，你有想问我的吗？"

她想了想，问："老师，你说，像我这样从小就得病，是不是治疗起来特别困难？我能治好吗？"

我说："一定能治好。到现在，你还没有系统治疗过，你的心理治疗也不一定对路。如果能够准确判断你的状况，找到最适合你的治疗方式，坚持下去，你一定能治好的。"

她的眼睛微微一亮，又黯淡下去。这是唯一一次，我看到她眼里的亮光。

三

午饭后，她回家了。我又单独和她的父母谈了一会儿。

我明确地告诉她的父亲：

首先，你女儿肯定不是装病。常年压抑的情绪，总得有一个出口。她任性、购物、玩游戏、去上海，等等，看似不合理，但都有她自己的逻辑和理由。

其次，睡眠是判断身心状况的一个重要指标，她常年失眠，一个月前突然发展到彻夜不眠，表明她身体内部在发生变化，很可能趋于严重。

最后，孩子的自杀意念强烈，这很危险。死亡往往是一闪念的事情。必须抓紧时间进行系统治疗，不能掉以轻心。不然，一有闪失，将无从弥补。

我说，孩子的病因肯定有很多，包括家族基因问题（孩子亲戚中有几位患精神疾病），但原生家庭、性格的养成、外部环境等，也是重要因素。可以说，从小到大，孩子是有心理创伤的；这种创伤一层层累积，不断固化、演化，加上各种因素的作用，导致病发。

我告诉他们：你们已经在想办法处理，但不得法。看了西医，但没能遵照医嘱服药；做过心理治疗，但从孩子的叙述看，不一定很适合。

我最后说："心理健康需要一个好的社会支持系统，尤其是家庭支持系统。她现在脱离了学校，脱离了单位，唯一的寄托是家庭。但妈妈整天逼她上班，爸爸怀疑她是装病，她内心的痛苦，你们能知晓吗？"

"这让孩子太委屈了！"我直言不讳地说。

她父亲的脸色越来越沉重。

她母亲说话了："张老师，这还真不全是我们的责任。你不知道孩子有多么任性，要什么就是什么，不答应就闹……"

我打断了她的话："这个时候，先不要追究谁的责任大，谁的责任小，赶紧正规、系统治疗吧。"

我提出具体建议：第一，去正规专科医院找医生正确诊断并开药，找高水平的心理咨询师解决她的内心创伤，药物治疗和心理治疗同步进行。

第二，不要逼迫孩子去上班，而是要逼迫她每天锻炼身体，用运动来配合药物、心理治疗见效。

第三，她过去不是喜欢写作吗？那么鼓励她每天记日记，梳理自己的疾病历程，记载自己的治疗经过，这是写作的疗愈。

第四，努力找一件她有兴趣的事情，每天坚持做。一是帮助孩子转移负面思维，二是训练孩子集中注意力，三是多多少少让孩子体会到一些价值，找到自信。如果这几个方面齐头并进，或许会有改善的。

四

　　我是下午一点多的火车。说到这里，我们匆匆道别，赶往车站。

　　火车开动后，我眼前仍然浮现女孩苍白、漠然的面容，心里很不好受。一是为她的病情，二是为她内心承受的委屈。

　　苍茫的群山从车窗外掠过。我感叹：当好父母，真的不是一件容易的事情。有人说，父母也需要培训，拿到合格证书，才能当父母。这话虽是戏言，恐怕也是有道理的。

　　想到我自己，何尝不是如此！现在反思，也犯过无数的错误。往事已矣，但是，加强学习，更好地和孩子沟通，永远不晚。

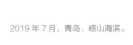

2019 年 7 月，青岛，崂山海滨。

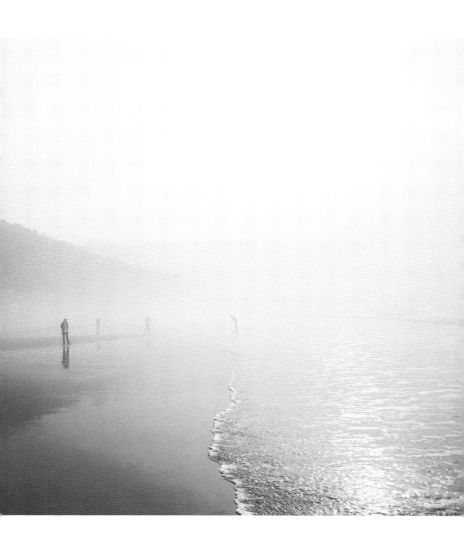

"七个好朋友，住在我的身体里"

一

一个北方寒冷春日的下午，在客居的旅店，我见到了前来咨询的母女俩。

一见面，我就理解了此前母亲和我联系时的焦急：青春妙龄的女儿，苍白、单薄、消瘦，身体僵硬，神情呆滞。她不敢看我，在床边紧张地坐下，每说一句话，都要抬眼看一下自己的妈妈，内心似乎惊惧不安。

谈话很艰难。在妈妈的鼓励下，女儿一句一句地说出了自己的病况。

两年前，她在初二时表现出抑郁症状，心里难受，莫名地紧张；不敢独处，又害怕人多，不与人交流。后来开始厌学，有自伤、自杀行为，还有幻听。医院诊断为精神病性抑郁，用药百忧解、舍曲林、阿立哌唑、利培酮等。

初三末，尽管病得这么重，她还是以总分614分的成绩（满分640分），考上了本地最好的高中。刚入学一个月，就住院，然后休学。治疗至今，除了幻听减少，其他症状无太大变化。

这是比较典型的抑郁和焦虑（恐惧）症状，只是这么严重的不太多见。对于她的其他表现，我没有太重视，只是就幻听继续往下问。

没想到，当我详细追问幻听的内容，以及是否有幻觉、妄想等时，女孩说了这样一句话："我不是幻听。是有七个不同的人住在我的身体里。我和他们一起生活。这些都是真实的。"

我心中一惊，但努力不让自己表现出来，继续心平气和、和缓地深入细问。

慢慢地，女孩道出了不为人知的隐秘一面。

女孩告诉我，从小学三年级起，她就发现自己心里住着一个人。她不喜欢和同学交往，这个人就陪她说话，给她解闷。后来，出现的人越来越多，现在总共有七个，四男三女。最小的十三岁，最大的二十一岁。

这七个人和她一起生活，和她讨论问题，出主意，想办法。"我叫一声，他们如果有空就会来。"甚至，考试时有不会做的题目，问他们，他们会去翻书，把答案告诉她。

我想让她当面试一试："你现在能不能把和你最好的，和你同岁的这个女孩叫出来，和她说说话？"

她想了想，笑了，说："不，我和你还不熟，怕吓着她。"

这是和我交谈以来，她第一次露出甜甜的笑容。

听她和我说这些，她母亲目瞪口呆："姑娘，你以前怎么不说啊？"

女儿说："我以前和你说过，你不信。"

二

谈到这里，因为我没有否定女孩七位朋友的真实性，她的神情轻松了很多，交流顺畅起来。

但我对女孩说："不管他们是真是假，你没有对医生讲这些情况，医生就没法精准治疗了。你得去找医生，把这个情况说一说。如果本地医生对付不了，也许可以建议你们去更好的地方，比如去北京看看。"

母女俩走的时候，对我表示感谢。母亲说："不管怎么样，女儿今天说了很多话。她已经很长时间没有和人说这么多话了。"

女孩走后，我想到了"多重人格障碍"这个病，但又否定了。我想，多重人格障碍患者可能随环境或应激而变化不同的人格，最多能达十几个之多；但不同的人格不会同时出现，更不会彼此对话、交流。这位女孩可以同时和好几个人说话，能清晰辨别出自己和其他七个人，应该不是多重人格障碍。

女孩走后，我又通过微信和她交流。以下是问答实录：

我：问你一个问题，你觉得那七个人是不同于你的存在吗？他们都是一个个独立的个体吗？

女孩：是的。

我：你感觉到他们是住在你身体里的？

女孩：是。

我："住在你的身体里"，你的躯体会感受到他们的真实存在吗？比如，他们在你身体的某一部分中，这部分就能真实地感受到他们？

女孩：应该是在脑子里。

我：那你脑子会觉得被占据空间吗？会累吗？会被干扰吗？

女孩：偶尔吧。

我：他们和你是什么样的关系呢？

女孩：是朋友。

我：你平常能具体感受到他们的存在吗？对你的生活有干扰吗？还是仅仅是呼唤他们他们就出来，平常就安安静静待着？不会影响你？

女孩：他们平时遇到一些问题，我们会一起讨论。

我：他们彼此关系怎么样？他们会互动吗？你见过他们争论、吵架吗？

女孩：他们关系都挺好的，就是有两个人互相看不顺眼，

他们俩一般都是互相嘲讽。（微笑的表情）

我：你自小学三年级就认识他们，但他们至今没有继续长大，你会因此怀疑他们的真实存在吗？

女孩：他们说，来到我身体里之后他们的年龄就会停滞。

我：你相信灵魂吗？会觉得他们是来自另一个平行空间吗？

女孩：不知道。

我：他们会不召自来吗？会打扰你的生活吗？

女孩：有时候会。

我：比如，今天你来见我，他们会知道吗？

女孩：他们知道。

我：你能找其中一个，比如和你关系最好、和你同岁的那个女孩，问问她对你和我谈话的看法？比如，我建议你去北京看病，你问问她是否同意？

女孩：他们一致认为这个不是"病"。他们是真的存在的。他们不太喜欢自己的存在被妄下定论。

三

为了了解更多的情况，当晚，我又和孩子的母亲取得联系。

她告诉我，孩子生下来十二个月会称呼家人，会数十个数，会念音符，会认简单的字；到了十六个月会念二十句的儿歌，二十个月会讲小故事，会数数到一百，会背很多诗。

她还说，女儿上学后，大段的语文课文、英语课文，只要看几遍就能流利背下来。从小到大，只要她参加的比赛都能拿到名次。小学五年级得过全国英语竞赛省级三等奖。初三带病参加中考，满分640分，竟然考了614分。

我问女孩母亲："现在不上学，她都做些什么？"

"画画。她是无师自通。偶尔写一些东西，但写完自己不满意，基本都撕了。"

我又问："你和孩子她爸念书怎么样？"

她说："我和他爸比她差远了，上学时书念得都不怎么好。"

"这是天分啊。"我说。

"是啊，"她说，"所以她得了这病不能上学，我是特别不甘心。"

我心里涌出一股惋惜。

女孩到底是什么病？应该怎么办？谈到最后，这位母亲听从我的建议，来北京治疗。我们商定了具体的医院和医生，确定了就诊时间。

母亲说："嗯，我们相信这次去北京会有收获的。"

会的，一定会！

一个"网瘾少年"的内心世界

一

某日，接到一位母亲来信，这样叙述十五岁儿子的近况：

"……寒假之后，突然说不上学了。把自己关在房间，谁也不让进。疯狂玩电脑、手机，除了上厕所基本不出来。到现在两个多月了，昼夜颠倒，一天两顿饭。不和我们交流，不信任何人，也不接触心理老师……"

她不明白，孩子从小听话、懂事，小学年年当"三好生"，一直是爸爸妈妈的骄傲，"怎么说不上学就不上学了呢？"

而且，辍学后，孩子变得很暴戾，顶撞父母，动辄发脾气。有一次带孩子去看心理医生，一言不合，竟然和医生打起来，还砸了人家的东西，最后把警察都招来了。

更让这位母亲恐惧的是，孩子告诉她，玩游戏到半夜，会感觉背后站着一个人，是老师。"孩子出现幻觉，问题非常严重了，会不会是精神分裂症……"她最后说："张进老师，我们想救孩子，可我们不知该怎么做。为了孩子，我们哪怕付出生命都在所不惜，所以冒昧向您求救……"

2017 年 5 月 8 日，我赴西北采访，途经来信者所在的小城，于是下车见了这个孩子。

二

一进门，孩子的父母、姥爷姥姥都在等我，他们或坐或站，大气也不敢出。气氛压抑而紧张。

我来的消息，家人没敢告诉孩子，怕孩子一口拒绝，"那就没有回旋余地了。"母亲说。

经商量，由孩子较为尊敬的姥爷去说明情况。

全家人眼巴巴看着姥爷敲门进入孩子房间，随即传出低语声。过了好一会儿，门开了一条缝，姥爷闪出来，示意我进去。门随即在我身后关上了。

我看到一个纤弱的少年坐在床沿。孩子显然已有了准备，笔直地坐着，两手规规矩矩地放在膝盖上。他略带紧张地看着我，眼神空洞而迷茫。

我心有所感：这孩子可不像他母亲说的那么暴戾啊。

谈话是艰难的。慢慢地，气氛有所松动，最后总共谈了一个多小时，完全颠覆了孩子母亲说给我的印象。

我感叹：即使是父母，要理解孩子也是非常难的！

三

谈话中,我特别想搞清楚,孩子的"网瘾"到底到了什么程度。

我问:"假如到了一个地方,完全没有上网的条件,上不了网,你会怎么难受?"

孩子答:"也没什么。其实我不是喜欢游戏本身,是喜欢和许多人一起打游戏的感觉。"

我问:"那能不能不玩或少玩?"

他反问:"不玩游戏干什么呢?"

我问:"你现实中没有朋友吗?"

他摇摇头:"没有。"

我问:"那你过去在老家有朋友吗?"

他答:"有。"

这里需要交代一个背景:孩子一家不是本地人。据孩子母亲说,全家投奔亲戚,迁居此地,主要原因是为了孩子,将来能从这里考上一个好大学。

我问孩子:"当初你家让你到这来上学,你愿意吗?"

孩子说:"心里不愿意,但没怎么说。我在老家有七年的同学,就这么扯断了。"

说到这里,孩子僵硬的表情松动了。慢慢地,眼眶湿润起来,眼泪在下巴上汇聚,滴落下来。

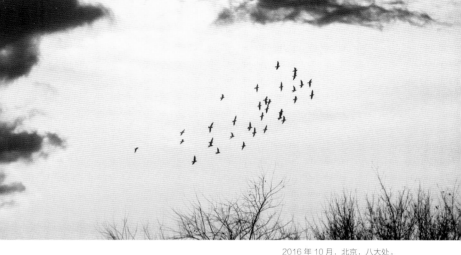

我心里一动，打乱问话次序："你和你妈妈说，夜里打游戏时，感觉你老师站在你身后，是怎么回事？"

他答："那是紧张吧。老师和家长都不让打游戏。我打游戏到半夜，有时候，心里也内疚，就觉得老师在后面看着我。"

我长舒一口气。孩子能流泪，说明有细腻的感情；内疚，说明有自知力。这应该不会是精神分裂症。

四

话题转到辍学上。

孩子的母亲告诉我，初一上学期，孩子成绩还排在全年级前列，到下学期，有所下滑，也还在中游；到寒假，就不想做作业了。老师发短信催促，孩子向老师保证："老师，我开学的时候，一定会把作业补上。"

开学了，在交作业的前一天，半夜，她突然醒来，发现孩子站在房门口，不说话。她问："你怎么了？"孩子答："妈妈，我打算走了。"她大惊："你要去哪里？"孩子说："我不想上学了，我要一个人去流浪。"

从此，孩子再也没去上学。

但孩子对我说，他的辍学，并非突如其来。早在小学，尽管成绩很好，他就开始厌学。

他说，小学时，就整天学习，有无数的课外班。妈妈和老师配合，管得特别紧，一周只允许玩半小时电脑，如果作业没做完，无论多晚，也必须做完作业才能睡觉。

他内心有一块隐痛：小学三年级时，一次考试，成绩不好，被老师当众羞辱，还挨了一巴掌。回家后，非常难受，想自杀，在手腕上割了好几条血痕。

我问孩子母亲：你知道这事吗？她说隐隐约约知道，但实在没想到居然成为孩子内心一块伤痕。

尽管如此，在老师和家长的双重护航下，孩子平安度过了小学阶段。进了初中，孩子感到学习越来越吃力。脑子不好使，记不住东西，上课时尚能听懂老师的话，一下课，立刻忘得无影无踪。于是，更加厌学，恶性循环。

孩子还和我说了另一件让他难受的事情：正式辍学之前，他就曾经多次借口头疼，不去上学。一次，爸爸妈妈强行把他从床上拽起来，塞进车子，拉到学校。班主任在门口等他，责骂。他还是不肯进学校。妈妈崩溃了，倒在地上，抱着他的双腿，求他上学。大庭广众之下，他无可奈何进了校门，又羞又怒。

打那之后，他逐渐下了决心：坚决不上学了。

所以，他的辍学，并非突如其来，而是积蓄已久的厌学情绪的爆发。

五

我问孩子："现在不再上学，感到轻松了吗？"

孩子摇摇头："内心深处无时无刻不在挣扎。"

他告诉我，他也知道自己的现状很糟糕，非常内疚，非常自卑，但无力自拔，因为不知道方向在哪里。

他也尝试自救。就在前几天，他决定改变作息时间，晚上十一点睡觉，早上八点起床。但坚持没几天，就放弃了。

我问他为什么放弃。他答："我看不到坚持下去有什么意义。看不到希望。"

我问孩子："你这些心里话，为什么不对爸爸妈妈讲？"

他摇摇头："他们不懂，无法交流。"

说到这里，孩子的眼眶第二次湿润了。

但我的心情却略有放松。我判断：第一，孩子应该不是精神分裂症，理由如前述；第二，孩子的网瘾也不太重。他打游戏，是因为生活的空白无法填补，内心对人际温情的渴望没有替代；好在尚无躯体症状，并不痴迷，能够自救，只是缺乏激励完成自救。

而且，他母亲说的暴戾，无非是偶尔暴躁、发脾气而已。站在他的角度想：长时期如此压抑、痛苦，情绪没有出口，偶尔爆发一下又算什么呢？

我眼前又浮现出他的坐姿：腰杆笔直，双膝并拢，两只手规规矩矩放在膝盖上。是的，他不但不暴戾，相反，本质上是一个乖孩子。我想到一句话："当一个孩子从小就被大人夸奖'懂事'时，抑郁的种子就已经悄悄埋下。"

如何帮助孩子摆脱困境？学习障碍如何解决？未来怎么办？

我无力回答。我只是痛感：孩子完整丰富的内心世界，大人如何去知晓、去理解、去沟通？孩子目前凝滞了的情绪，如何让它松动、流动起来？

而做到这些，是改变的第一步。

晚上，一对父母带女儿来找我。这是"渡过"成长营安排的最后一个项目：每个家庭任选一位老师，做一次半小时的"一对一"咨询。女孩选择了我。

她十七岁，高一，休学已经一年。我问她最想解决什么问题？她说是不想上学。

我说，那我们得仔细分解一下，到底为什么不想上学？是不想学习？还是学不进去？还是学习太累？还是害怕学校的环境？

女孩想了想，说是学习太累。

我又说：那再仔细分析一下，为什么太累？是身体累，还是心累？她说都累，身体累，心更累。

我说，身体累，可能是动力还不足，比如，注意力还不能集中，记忆力还没有恢复，这要等待用药进一步起效；心累是为什么呢？

女孩不语。

我说：我见过好多你这么大的孩子，很懂事，很要强。病了后，不愿意学习被落下，只能更努力学习。还不想被同学们看到低落的样子，别人一句话、一个眼神，都觉得被另眼相看，只好努力表现得积极、乐观、合群。本来她的能量就不够了，现在还要分出一部分精力来强颜欢笑，就更累了。女孩答："我就是这样的啊。"

接下来，女孩放松了，和我谈了她的病情，给我看了她写的"住院日记"，还有胳膊上自残的伤痕。

我动员她把住院日记改一下，给"渡过"投稿，她说怕写不好。我说，先想一个主题吧：这次生病，你最深刻的感受是什么？

女孩想了想，说："最大的感受是，体会到爸爸妈妈的不容易。病到现在，我和爸爸妈妈的关系比以前好了。"

说到这里，女孩的眼睛湿润了，她的父母也哭了。

我说："你把这个感受写下来，不就是一篇好文章了吗？你写吧，我给你发表。这样对别人也会有帮助。"女孩连连点头。

半小时很快就过去了，下一个家庭已经在等待。趁一个停顿，我问她："你还有什么要和我说的？"她的父母也附和道："对，抓紧，有什么想问的快提出来。"我扭头制止："别催别催。"

女孩凝神想了想，若有所思；突然笑了，整个人都放松下来，脸上现出稀有的光泽和柔和，还有少女的羞涩。她看着我说："我一下子也想不出问题来了，就是想待着，舍不得走。"

……这一瞬间，我的心都要化了。

一

2017 年 6 月中旬的一天，财新传媒记者黄姝伦来电，请教如何采访农村抑郁妇女。我问她在哪里？怎么回事？她告诉了我一则新闻线索：

致力于中国农村教育改善的国际机构 REAP，在秦巴山区七个国家级贫困县 42 个镇区下辖 42 个村开展留守妇女抑郁问题调研，发现 24.5% 的被访人有轻度或更高的抑郁倾向。其中，10.7% 程度较轻，11.1% 中等，1.8% 较为严重，0.9% 超重。而且奶奶或外婆的抑郁倾向比母亲更为严重。

我一激灵，这个新闻线索太有价值了。随即致电财新传媒主编王烁，表示愿意跑一趟，和黄姝伦一起把这个线索做成封面报道。我说，这个新闻线索集合了一个重大独家新闻的所有新闻元素：城镇化、抑郁症、乡村空心化、留守妇女、留守儿童、农村教育、农村医疗……

王烁、舒立一致支持。

三小时后，我登上了西去的列车。

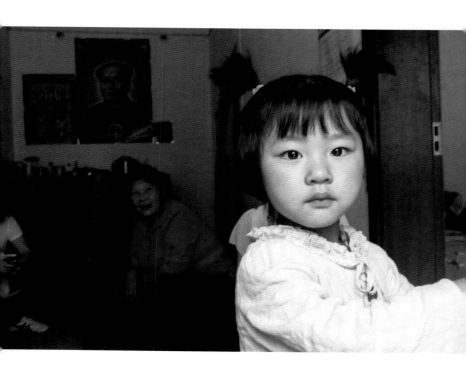

2017 年 6 月 16 日，陕西省商洛山区杨斜镇星火村。

我到这里做关于留守妇女、留守儿童的报道。这个女孩就是留守儿童，由外公外婆照看。

小姑娘长得很漂亮，但表情淡漠，完全没有同龄孩子应有的活泼。我给她拍照的时候，她一笑不笑，保持着既想靠近，又时刻准备跑掉的态势。从心理学课本上，我知道这叫"分离焦虑"。

后来，我到另一家采访，小姑娘和外婆也赶来了。外婆告诉我：孩子吵着要来，还要求换了一件新衣服。我很高兴：尽管孩子多少有些孤僻，但她还是爱美、爱热闹的。

随后，我仔细了解了一下 REAP 调研的情况。

多年来，REAP 一直在中国贫困农村开展儿童早期发展干预项目，探索如何阻断贫困的代际传递。在此过程中，团队学者注意到，有些儿童在"社会情感"方面发展滞后，这和他们的养育人密切相关；再进一步发现，他们的养育人，大多是留守妇女，其中很多存在抑郁倾向。

为了验证这个假设，2016 年 4 月起，REAP 团队开始调研农村留守妇女抑郁问题。他们访问了 708 位母亲，年龄范围为 16 ~ 50 岁，平均年龄 28 岁，有抑郁倾向者占比 21.8%；268 位奶奶（外婆），年龄段为 33 ~ 88 岁，平均年龄 54 岁，有抑郁倾向者占 33.2%。

REAP 使用的调研工具是国际通用的 DASS-21 抑郁、焦虑和压力测评量表。我知道，这个量表多用于临床诊断参考，测评得分高，只说明测评者有抑郁情绪，并不一定就是抑郁症。

尽管如此，上述调查结果仍让我震惊。它验证了我的一个判断：抑郁与长期的贫困高度相关，中国最大的抑郁症群体是农民；而在中国农村快速城镇化的过程中，两代留守妇女以自身的抑郁，成为乡村变迁阵痛苦难的承受者。

三

第二天上午，我和姝伦会合，开始采访。

为什么选择秦巴山区？这带有某种必然。

秦岭、大巴山及其毗邻地区，境内崇山峻岭，绵延起伏。这里是全国 14 个集中连片特困区之一，耕地分散、稀少，工商业基础薄弱，农民人均纯收入远低于全国平均水平，很多村民不得不去外地打工。

打工有效地改善了农民家庭收入状况。但是，三十多年来，中国城镇化快速推进，而城市住房、教育、医疗等公共服务不能对农民工一视同仁，很大一部分农民工不得不只身进城，留守儿童、留守妇女由此产生。据民政部 2015 年数据，中国农村留守妇女的数量达 4700 万人。

正因为此，城镇化在为中国带来进步的同时，也给乡村带来了裂变。两代农村留守妇女独自肩负家庭重担，忍受夫妻分离，牺牲自我发展，成为中国城镇化进程中种种苦难和不幸的承担者。

秦巴山区正是这样一个转型期中国乡村的样本。

在秦巴山区数个山村，我和姝伦走进农家，观察留守妇女的生存状态。

她们的抑郁情绪或重或轻，共同表现是：失眠、头痛、昏沉、无力；情绪低落，烦躁易怒，快感缺失；觉得生活无意义、无价值，心灰意冷，悲观消极……

我从事农村问题报道多年，自认为对农村是了解的，但此次采访中，农村留守妇女流露出的悲戚，对留守乡村的厌倦，仍让我心情沉重。

记录下留守妇女们这样一些话：

"出去打工虽然辛苦，但过年回家手里拿着钱，再累也算有收获。最苦的是没办法打工的，在家累一年，看不到成绩，平常孤独，压力太大。"

"男的一年到头到处出去打工，把媳妇丢在家里。又要看家，又要照顾孩子，还要种地，非常非常累。"

"最苦最累的是我们，也不特别老，要带孩子、管家。不能出去打工，挣不了钱，心里发慌。"

四

她们为什么抑郁？

采访中发现，这些妈妈、奶奶、外婆产生抑郁情绪的因素是综合的。包括因病返贫、家务农活的劳累、乡村封闭生活的无聊、精神的苦闷、缺乏社会支持，等等。

一是贫困。

一位农妇，有一对龙凤胎。我们到她家时，两个孩子正在客厅里奔跑、嬉闹，一刻不停，闹得沸反盈天。她看着一双儿女，笑容掩饰着疲惫。她说，前两年龙凤胎刚出生，因为早产，他们的命像被握在老天爷手里，医药费动辄上万元，负债累累。"动不动就流眼泪，自己都感觉快失常了。"

二是疲累。

一位奶奶，五十三岁，一人带着两个孙子，小的不到三岁，大的六岁。"每天很累，早上六点钟就起床，做饭，送孩子上学，洗衣服，晚上十点钟睡觉，没有闲过。"

另一位奶奶，长期失眠，白天孙女不分时间段地哭闹，她只能抽空做饭、做家务；好不容易支撑到晚上，孙女睡了，可以休息了，却头疼得睡不着。自家的房子还是旧的，二儿子还未成婚，这些烦心事让她在乡邻面前抬不起头，"越想越烦，到半夜终于困乏，娃开始闹，又没法睡了。"

"这样的生活有快乐吗？"我问。"不快乐，不是在为自己活着。"她答。

养育孩子，不仅仅是管吃喝，还要负责他们的健康成长。这对于独立承担养育职责的留守妇女来说，是不能承受之重。根据 REAP 的访谈样本，50% 的养育人认为"养育孩子是负担"。

三是孤独。

在中西部农村，家庭内男女角色仍然是不平等的。一旦遭遇重大变故，多是女性放弃个人追求，为家庭牺牲自己。

我采访了一位"90后"母亲，本来是在外打工，婆婆照顾孩子。公公突发脑溢血后，婆婆忙不过来，她不得不回家带孩子。婚前，她也算是个时尚女孩；现在，昔日的小姐妹都在外地打工，只有她"每天都围着孩子和家里转"。繁重的家务劳动、封闭的乡村生活，让她倍感孤独，郁郁寡欢。

四是无价值、无意义。

一位五十岁左右的乡村女干部对我说："农村没有就业渠道，我们文化程度低，稍微复杂一点的事情就做不好。机械化、电脑化让我们跟不上时代发展，不知道我们这代人的结局会是什么。"

"我常常恨我自己，觉得自己是无用的。"一位不识字的留守妇女说。

任何人都有价值实现需求。这些留守妇女，如果能找到工作，能挣钱，就会增加自信，产生满足感。被捆绑在家乡，看不到自己的价值，无力把握命运，是一些留守妇女抑郁的更深层次原因。

回京后，我采访了安定医院院长王刚。他对我说，农村妇女出现心理问题，体现为抑郁情绪，具有一定的合理性。"农村妇女的情绪面临很多不确定性，具有丧失的特征。由于丈夫在外面打工，她们面对一个不完整的家庭，有强烈的不安全感；在情感上，孤独、寂寞，缺乏理解；有心事，没有可以倾诉的对象，消极情绪难以及时得到缓解。而抑郁情绪没有得到适当干预，长期存在，就会发展成抑郁症。"

五

留守妇女的精神状态，成为快速城镇化进程中尚未完全走出贫穷，又不得不承受城乡裂变的中西部贫困农村的写照。

更严重的是，对她们的状况，少人知晓，更无从干预。

目前，中国基层的精神健康医疗服务相当薄弱。根据世界卫生组织的数据，2014 年，中国约有 2.3 万名精神科医生，相当于每 10 万人只有 1.7 名精神科医生。有的贫困落后县，甚至连一个精神科医生也没有。

具体到某西部省，据该省卫计委统计，截至 2015 年 4 月 1 日，尚有 54 个县（区）未开设精神卫生医疗机构，近一半的县区精神卫生医疗服务仍处在盲区；全省街道、乡镇级精神卫生机构实际开放床位仅 423 张，精神科医生仅 64 名，绝大多数乡镇无精神科医生，不能提供精神病基本诊疗服务。

前述那位留守奶奶，她渐渐发觉自己有些"不对劲"，但选择了逃避。她不相信本地的卫生院，觉得看了没用，大医院一个人也去不了。她也没告诉家里人，"干吗给娃添负担。"

我访问的一个村庄，唯一的村医兼任着电工，上午要去电站，傍晚才穿上白大褂。

与此相应，在农村，对抑郁症等精神疾病存在诸多认知误区。很多人以为抑郁症就是"想不开"，"不要去想它了"，"开心一点"，"大家都是这样的"……许多农村妇女，当抑郁情绪来袭只能默默忍受，"扛过去"。她们甚至搞不清，她们的痛苦到底是病造成的，还是生活本来就艰难困苦。

传统乡村的困境正在与城镇化切割、碰撞、叠加，农村留守妇女的抑郁，只是一个缩影。

怎么办？这个大大的问号留在我心里。

黄姝伦、汪苏对此文亦有贡献。

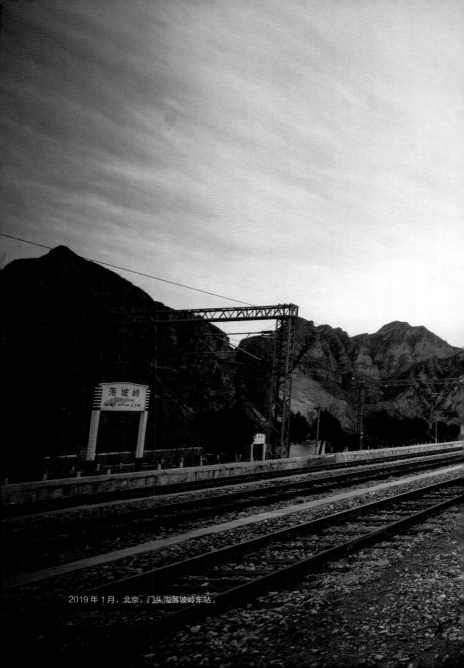

2019 年 1 月，北京，门头沟落坡岭车站。

生　活　现　场

三十年记者生涯旧事新叙，一生在路上

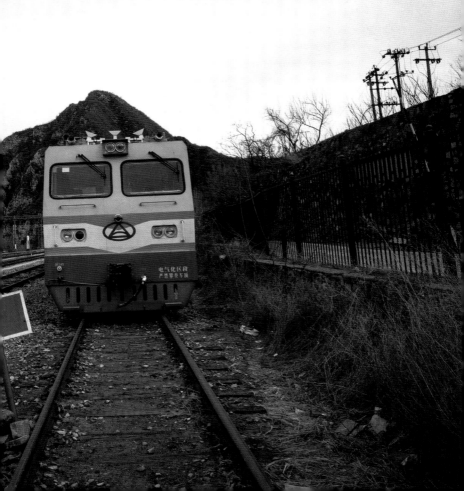

王平村矿的死亡

　　王平村矿是原北京矿务局的一个煤矿。

　　1991 年，我曾在此地下放一年。那时有一个政策：凡直接从高校分配到中央机关的大学生，都要下基层接受再教育。于是，我和工人日报社的八位同事，在王平村矿当了一年矿工。

　　没想到，我们无意中成为王平村矿最后辉煌的见证者。1993 年，结束下放后仅一年，煤矿就停产了；又过两年，永久性关闭。原因据说是资源枯竭。

　　2016 年 2 月 12 日，大年初五，阴雨，我去京西游玩，途经王平村。一时恋旧，竟下车凭吊。昔日熙熙攘攘的矿区，早已人去楼空；我们曾经劳作的地方，仅剩断壁残垣。

　　一

　　上溯到古时，王平村是京西崇山峻岭中的一个山村，明清时曾是驿站，去往河北、山西、内蒙古的商旅多在此歇脚。

　　京西自古多煤，辽金时就有人在此采掘，大规模开采则是在 1958 年设立北京矿务局后。20 世纪 90 年代初，王平村矿曾是北京矿务局八大煤矿之一。

我们刚来时，王平村矿还很热闹。站在最高的山头，看到山脚下有一条被煤灰染得黑亮的河流，像束在群山间的腰带蜿蜒流动。办公楼、宿舍、食堂等散落在半山腰，矿井则在山里面。

矿区有一条铁路，一个车站。这恐怕是全中国最小的车站，一间平房，没有售票处，没有候车室，连栏杆都没有。黑色的铁轨铺在枕木上，在两山的夹缝间延伸，前后不见尽头。后来得知，这条铁路叫京门铁路，是 1906 年詹天佑修建京张铁路的辅线，铁路建成后被废弃，20 世纪 50 年代后，重新用于煤矿之间的运输。

在这条铁路上行驶的，是一趟在火车时刻表上查不到的火车。车开得奇慢，逢站必停；车窗永远是开着的，座椅是硬板，坐着一个个奇形怪状的人；售票处不卖票，上车后也经常见不到卖票的列车员。因此我们从北京来来往往经常不打票。

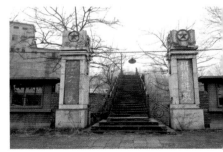

在王平村矿一年，最让我

怀念的就是这条铁路，因为它把山外的世界联系起来。冬天，大雪封山的时候，我就想，只要沿着铁轨往前走，就一定能走出去。但并没有尝试过。

尽管生活艰苦，日子久了，还是会对一个地方产生感情。有一次，我从北京乘车回矿，车快进站慢慢滑行时，我看到山下的球场上，下放队的两个小伙伴穿着深蓝色的矿工服在打羽毛球。瞬间，一股亲切感油然而生。我第一次感觉到，这个原本和我一点点关系也没有的地方，成了我生命中的一个组成部分。

二

在到王平村矿之前，我作为工人日报社的记者，曾在山西大同、江苏徐州下过矿。不过，那只能算参观，并没下到真正的矿井。在王平村矿第一次下井时，小伙伴们都被惊呆了。

王平村矿是百年老矿，年久失修。地质条件不好，煤层薄，且是鸡窝煤（指煤层东一块西一块，不成片），掌子面非常逼仄，只有一米多高，人根本直不起腰来；坡度又陡，经常呈三十度到四十度角。我第一次到掌子面，站都站不住，更别说干活了。

王平村矿的基本建制单位是段，最重要的是采煤段和岩石段。采煤段是挖煤的，岩石段是打巷道的。我的工种是岩石段的做柱工。所谓"做柱"，是指把巷道掘开后，用木柱把巷壁撑住，以防倒塌。

要做柱，先得运木头。用来做柱的木头粗壮结实，矿工们运木头的方法是我不曾想到的：如果是短粗木头，他就把胯尽力向右扭，右手挟着木头，木头的另一端斜搁在胯骨上，左手撑着地面向前爬；如果是细长一些的，就把粗的一端搁在肩膀上，细的一端搁在前面，两手撑地，全身匍匐，肩膀一耸，腿一蹬，一步步把木头顶上去。

第一次在幽暗的矿灯下，看着矿工如此爬行着劳作，我感到极大的震撼。我心想：这是北京吗？这是现代矿工嘛？好像比农奴还农奴啊！

这样的环境下，我们是没法干活的。更多的时候，我们就在井下坐着。工人们会轻蔑地瞥我一眼说："就你那小身板，一边歇着去吧！别磕着碰着就行了。"

井下的时间特别漫长。长时间待在井下，眼睛就会不适应光亮。记得第一次下班出矿井，见到阳光的瞬间，我紧紧闭住眼睛，双泪横流。不知道是因为被灿烂的阳光刺痛，还是因为内心的激荡。

矿山有一个规矩：女人不能下井。我们下放队的几个女孩在地面工作，她们的岗位是电话班和矿灯房。电话班主要任务是接线，把井下的电话接到地面各个科室。一个女孩告诉我们，她们经常接到井下工人的骚扰电话。问："你要接哪里？"对方油里油气地回答："不接哪里，就是想听听你的声音。"

听她这么说，我仿佛看见，一个工人在紧张的劳作后，坐在黑暗中，倚靠着矿壁，伸直腿，闭着眼睛，惬意地和电话班女工们调侃着。这是他们在井下唯一的娱乐和安慰。我对同伴说："这就是你们工作的价值。"

矿灯房女工的任务是维修和发放矿灯。我记得矿党委书记来看望我们时，对几个女孩说："姑娘们，你们一定要把矿灯维修好，擦得亮亮的。到了井下，这矿灯就不是灯，是矿工的命啊！"

三

1991年接近年底的一天，下午四点多钟，我正在篮球场上打羽毛球。突然看到好多人朝井口跑。"出事了！"听到有人这么说，我也跟着跑到井口。得知井下冒顶，埋了一个人。

一打听，这个被埋的矿工和我住同一层楼，经常在楼道碰见，只是没说过话。他是河北宣化人，这天中午，媳妇从老家来探亲，夫妻俩刚见面，没说几句话，他就下井了。说好早点下班，谁知一去不回。后来得知，他死于严重违章的二次进塘。所谓"塘"，是指采煤作业面。在井下，一个矿工选定一个塘，钻眼放炮采煤。一个塘，只能放一炮；放了一炮后，煤壁松了，再放第二炮就可能坍塌。所以，在煤矿，"不能二次进塘"是铁令。

大家推测，这位矿工可能是想早点完成工作量，好下班见媳妇，所以冒险二次进塘，丢了性命。大家说他媳妇，"这哪是来探亲，是来催命啊！"

井下冒顶的消息迅即传到地面，营救随之开始。在人挖出来之前，矿上派了几个女工把他媳妇看住，只说矿上开展劳动竞赛，他要加班。

第二天一早，人终于被挖了出来。那天，我轮休，不用上班，早早到矿口看热闹。突然，矿门大开，四个膀大腰圆的救护队员，脸色铁青，抬着一个担架出来。一块白布把担架遮得严严实实。矿上有一个惯例：如果被抬出来的人露着头，就还有救；如果被白布都盖住，就说明死透了。

一瞬间，守在井口的人，男男女女，老老少少，一片哀号，哭声震天。身处其间，我不能不动容，陪着流下泪水。我由此明白了什么叫兔死狐悲、物伤其类。

四

随后的一个月，矿上一直被死亡的阴影笼罩，缓不过来。

那一年，北京矿务局分配给王平村矿的死亡指标是百万吨三人。王平村矿的产量正好是一百万吨，因此一年只准死三人。

一超标，全矿的奖金都没了。离年底时间已经不多，矿上把安全当成头等大事，处处念叨着"不能再死人"。

井下有各种各样死法。被冒顶砸死、被透水淹死、被瓦斯熏死、被着火烧死，等等，都比较平常。从矿工们嘴里，我听说了一些不平常的死法。

有被水枪射死的。井下采煤，大多是炮采，有少部分是水采，即用水枪冲击煤壁采煤。这水枪力量极大，碗口粗的木柱上被水柱射到，立刻拦腰折断。万一水枪失控，射到人，这人可绝对不如木柱结实。

有被石头砸死的。据说，一个矿工，在一个采空区探头探脑往上看，就在那一瞬间，从斜上方飞来一块小石头，不偏不倚，正中他的脑袋，立刻倒地不起。

有从罐笼里掉下去摔死的。据说，有一个工人，在乘罐笼时打闹，而罐笼是敞着的，围栏又不结实，一不小心掉出去，直落到四百多米深的井底，摔成肉泥。给我说这个事的矿工双手比画着说："摔成一摊，用铁锹一锹就铲出来了。"若非身临其境，哪能想出这么鲜活的描述。

有在井下迷路而死的。还是据说，一个工人当班时，说了一声"去拉屎"，从此一去不回。几个月后，在很远一个废弃巷道里找到他的尸体。大家百思不得其解，只好说他"被鬼迷住了"。

平心而论，没有煤矿不重视安全的。矿上有"大宪章"，指国家的安全规定；也有"小宪章"，指自己的土规定。比如，"不许在采空区张望""不准在乘罐笼时打闹""不准在井下拉屎"等。——别好笑，这每一条都是用命换来的！

五

1992 年夏天，在离开王平村矿之前，隔壁的大台煤矿，也出了一起特大安全事故：井下着火，烧死了 16 名矿工。

大台矿的煤比王平村矿的煤质量好，火力旺，大火烧了三天三夜才熄灭。据当地人说，地面被烧得冒热气，许多树木都被烫死了。怕矿工家属来闹事，大台矿封锁了铁路，列车到站不停车。好在我对那一带的地理已相当熟悉，沿着当地人采药的小路，翻过一座山，进了大台矿。

我在大台矿待了大半天。已经记不清这半天都干了什么，只记得一个场景，历久弥新，永难忘怀：瓢泼大雨中，井口站着许多人，不打伞，不说话，如泥雕木塑，任凭雨水在身上冲刷流淌……绝望、悲恸、无助，心如死灰，一副末日景象。

这是王平村矿一年下放生涯留给我的最后影像。

太行山里的北京

翻看扑满尘灰的采访本，一张照片掉了出来。

画面上是一个少女，向着镜头羞涩地微笑。拍摄时间应该是正午，阳光灿烂；背景是郁郁葱葱的山峦。

她是谁？看了一眼采访本，记忆瞬间复活了。一段往事像过电影一样，丝丝缕缕衍展开来。

二十多年过去了，今天，我突然觉得这段往事很有意思，遗憾当时的笔记竟如此简略。也许那时我还年轻，尚不能理解这个故事的全部内涵，而只在有了一定阅历后，才能发现其中蕴含的惆怅与伤感、寂寞和衰败；也许，还有美丽。

一

20世纪90年代初，我曾到天津铁厂采访，研究工农关系问题。

天津铁厂不在天津，在河北涉县。这是一个由天津市管辖的三线企业，始建于 1969 年 8 月 5 日，代号 6985，后称天津铁厂。

天津铁厂离北京直线距离不远，但去一趟并不容易。先坐火车到邯郸，从邯郸坐汽车到涉县县城，再换汽车进山。车到一个不知名的地方停下。下车，沿一条小路进山谷，步行两个小时就到了。

铁厂没有厂门，厂区呈狭长形散布在一个山谷里。我进厂时，天色已晚，就自行到厂招待所住下。房间在半山腰，从窗口可以俯瞰大半个厂区。夜色中灯火通明，厂区之外则一片死寂。

第二天上午，我去宣传部联系采访。宣传部长见从天上掉下一个记者，满腹狐疑，拿着我的记者证研究了半天，才决定接待采访。部长姓李，五十多岁，戴一副黑框眼镜，穿着的确良衬衫，书卷气浓厚。他是我记者生涯中见过的最儒雅的宣传部长。

办公室里还有一个学生模样的宣传干事，姓刘，和我岁数差不多，毕业于武汉大学中文系。后来几天，他一直陪我采访。他是贵州凯里人。我问他怎么会到这个偏僻的所在，他说被"天津"两个字骗了，"哪知道会在太行山呢？"他流露出一副悔不当初的神情。

上午采访结束，我回招待所休息。一进门，服务员告诉我有人找。

是一对母女。母亲四十多岁，女儿七八岁。交谈中，发现母女俩操一口纯正的北京话。一问得知，母亲果然是土生土长的北京人，当年插队来此，结婚生女，未能返城，后被天津铁厂招工。

今天听说北京来了个记者，就来看看。

下午继续采访。傍晚回到招待所，小姑娘又在等我。她奉妈妈之命，叫我去吃饭。小姑娘很伶俐，在前面一溜小跑。她身着白色连衣裙，脚蹬一双白色塑料凉鞋，干净利落，完全不像山里孩子。

我问她："你为什么讲北京话？"

她忽闪着眼睛很认真地对我说："因为我是北京人嘛。"

二

小姑娘的家在山洼里，门牌号码上却印有"河东区"字样，表明此地行政上归属天津市河东区。可以这么理解吧，天津铁厂是天津在河北涉县的一块飞地，正因为此，铁厂在附近颇具吸引力，尽管在山区，当地人还是争相来就业。

她家在一个小小的院子里，有三间平房，收拾得相当干净、整洁。里里外外养了好多花，一看便知这家女主人勤快能干。

进了家门，屋里两个姑娘同时站了起来。这家有三个女儿，老大十九岁，刚考完大学；老二十七岁，读高一；老三小学二年级。母女四人，一水儿北京口音。

她家的陈设，俨然北京寻常人家。女主人说，她对北京的变化熟悉了解，"能跟得上。"到了她家，感觉就像到了北京，甚至比很多北京家庭更北京。

当时恍惚产生了一个感觉：她们家就好比是北京在天津铁厂的一块飞地。

这家的男主人是当地人，一副老实巴交的模样。饭桌小，吃饭时他没上桌，也不怎么参与谈话。吃完饭，他就称有事出去了。

饭后回到招待所。宣传干事小刘在等我。他是单身汉，下班后无地可去，我来采访，他好像多了个伴。他问我去哪了？我说有一家人请我吃饭，那家有三个女儿。

我刚说到这儿，他就明白过来："是'小北京'！"

三

听小刘讲才知道，这家人在厂里名气很大。

一方面因为家有三朵花，一方面因为她们在厂里就代表着北京。至少，大家能在她们家听到纯正的北京话；男人们能在闲谈中知道些北京的新鲜事，女人们能从母女四人的衣着上提高一些审美档次。大家私底下把她们家称为"小北京"。

往后几天，不仅小刘，还有他的一些狐朋狗友（多是外地大学生），也经常来找我玩。小姑娘天天奉母命来叫我去吃饭，于是小刘等也厚着脸皮去蹭饭，一时间她家格外热闹。这些年轻人，平常总对她们家探头探脑，无奈没有机会接近。

这应该是女主人一天中难得开心的时刻。她端坐在椅子上，像家里的女王一般，看着儿臣们奔忙、吵闹，争相表现。她的嘴角挂着一丝微笑，但又总有一丝落寞和倦怠。

多年之后，我对她多了一层理解。我想她时刻思念着北京，一刻不曾忘记自己是北京人，而又不能回去，不甘、无奈，只能在自己的领地里，营造出一个小小的北京。这么多年来，她按照她心目中北京的样式，养育三个女儿，顽固地坚持让全家人说北京话，就是以这个力所能及的方式，表达她对命运的不服与反抗。

不知道三个女儿能否理解自己的母亲？她们如何看待自己家的与众不同？如何规划自己的未来？那时我人生阅历尚浅，没有能力与她们进行这样复杂的谈话。

这三个女儿，各有个性。老大正值青春妙龄有所思的阶段，始终和我保持距离，没有单独说过一句话。不过，每次我到她家，她始终都在，很少参与说话，偶尔飞快地瞥我一眼。姐妹们谈话一涉及她，就左顾右盼，脸上泛出红晕，像一只受惊的小鹿。老二在三姐妹中最活跃，最有个性，也最像她们的妈妈。她和我说了很多杂七杂八的事情，比如，她小时候的故事；她对北京的印象（去过一次北京）；她的学校、老师和同学，等等。我感觉，她已大致明白自己的身世，向往山外的世界。她有较强的失落感，又有明显的优越感和少女特有的高傲。是一个自视甚高、又很清高的女孩。

在她们家吃过好几顿饭，总得有所报答，我想到给二姑娘辅导作文。女主人很高兴，腾出一个房间，不让人打扰。后来几天，我多次给老二讲作文，然后理直气壮地留下吃饭。她的作文不好，我尽心尽力教她不少，但她显然对外面的大千世界更感兴趣，尤其对记者这个职业感兴趣。其实那个时候，我经历尚浅，但也信马由缰胡吹一通，引起她无限遐思。

她曾详细询问我，怎么才能当记者？我乘机把她母亲的话再说一遍："那你要好好学习，考上大学啊，考上人大新闻系就能当记者。"她听了，叹了口气，黯然神伤。

在我辅导二姑娘的时候，最着急的是老三。因母亲不允许她打扰，她只能假装送水，不时进屋看看。她瘦弱得惹人爱怜，和我最亲热，整天缠着我，跟着我去这去那，还拽着我的胳膊打秋千。她母亲姐姐们要找我，都派她当信使。

这个家庭给我的采访生活增添了一抹色彩。我十六岁离家读大学，至那时也十多年了，在她们家，我体会到一种叫作温情的东西。

本来采访三四天即可结束，我放慢速度，拖了一两天；而后，对报社说，稿子最好在当地写，以便补充采访；又拖了两天，稿子写完，传回报社，总编说择日见报。这下再没有理由拖下去了。我决定回京。

四

临行前一天，宣传部长对我说，晚上他要代表党委宣传部请我吃饭，给我饯行。我为难地告诉他，早两天三姐妹家就说好，要请我吃送别饭。那怎么办？小刘建议，干脆合二为一，再把其他几个大学生也叫来，一起热闹热闹。也就是说，部长出公款，大家买菜，到三姐妹家去做。

部长点头应允，那几个大学生好像一下子得了圣旨，打了鸡血似的忙乎开来。三姐妹也很高兴，年轻人谁不爱热闹呢？

这天下班后，大家早早聚到三姐妹家。人太多，干脆把饭桌搬到小院子里。有这么多年轻人忙碌，杀鸡的杀鸡、切肉的切肉，三姐妹的母亲得闲，坐在院子里和部长闲聊。

他们应该是老相识，我听见他们在聊很多关于孩子的事，单位过去怎么样，将来怎么样，会不会搬迁，等等。部长不住地夸三姐妹漂亮、懂事、听话，女主人习惯性地客气，同时发愁她们的出路。部长一针见血地指出："你就是想让她们都走出去，最好都嫁到北京！"

晚饭时喝了很多啤酒。三姐妹像美丽的孔雀；几个大学生难得有这样的机会争相表现，面红耳赤；部长宽容地笑笑；女主人似喜非喜，似忧非忧，眼神里总有那么一缕淡淡的哀怨和倦怠。

席间，女主人把我拉到一边，嘱托说：大姑娘成绩不好，恐怕出不去了；老三还小；二姑娘还有希望，假如将来能考到北京，希望我能照应云云。我二话不说答应下来。

散席前，二姑娘悄悄送我一张照片：她站在一个山谷间，对着镜头羞涩地微笑。这张照片一直夹在我的采访本里。

第二天一早，我动身回京。很多人，包括三姐妹一家都来送我。宣传部长给了我很高的评价："从来没见过一个记者像你这样深入群众，和群众打成一片。"

出厂区后，三姐妹说，要送我上公路。女主人点头应允，于是四人沿着我来时的小路出山。

我空着手，一个挎包被大姑娘和二姑娘分别拎着两边。老三不甘落后，拽着一个角，表示她也出了力。

和她们告别时，我怅然若失。回到北京，忙于新的采访，渐渐就淡了。我再也没有联系过她们。屈指一算，三个女孩早已成人，连老三也应该过了三十岁。不知她们命运如何？但愿她们考上了大学，最好是到北京读书。这对她们的母亲会是最好的安慰。

从塔里木到那曲

一个丝雨如烟的夜晚，在少时生长的故地，我见到了二十多年未曾谋面的旧友。个个已不似当年的青葱模样，体态庞大了许多，衣着考究，红光满面，说话高声大气。酒酣，其中一位捏了捏我的衣服，低声而关切地问："你怎么一副潦倒样？好像衣服都是学校里那件？"我答："不可能！二十多年了，衣服换了多少套了！"他又问："这些年怎么过的？没赚到啥？"我答："是啊，无非多一些经历、明一些事理而已。"

皆叹惋。旧友说："有没有奇遇？讲一个听听？"我想了想，答："哪有奇遇？最多是一些偶遇。"

于是，我讲了称得上偶遇的一件往事。

一

20 世纪 90 年代初，我曾到塔中一号采访。

塔中一号是塔里木油田的一个作业区。那时，沙漠里还没有公路，要想进塔里木，得先到库尔勒，在那里等几天，搭上油田的车才能进去。

这库尔勒绝对是我见过的最有特点的城市！它是中国各式城市的结合体。我是在黄昏时进入库尔勒的。先是在城郊，见到好大一个停车场，整整齐齐排满了大型解放牌卡车，暮色中黑压压一片，厚重、高大、威武。后来得知，库尔勒是去往南疆的大本营和物资集散地，那么这些大卡车的存在就有了合理的解释。

库尔勒城则是另一番热闹景象。那时，塔里木油田刚刚开发，许许多多操着不同口音的淘金客在这里暂住。客运站广场前很大一块空地上，摆满了绿色的台球桌。任何时候都有人在那里打台球。小街的屋外，劣质音响不停传出录像片的打斗声、尖叫声。烤羊肉串摊位一个接一个，烟雾缭绕，香气扑鼻。全国各地的小物件都能在地摊上买到。完全是我熟悉的内地一个地级市的场景。

发源于博斯腾湖的孔雀河，则给库尔勒注入现代都市的气息。站在城东北库鲁塔格山上瞭望，孔雀河如一条玉带，轻柔婉转，穿城而过。入夜，河流两侧绿树掩映中，一间间咖啡厅、酒吧、啤酒屋透出幽暗的光，虽不大，却典雅，经常能看到一些老外在里面消费。

库尔勒分为新城和老城。从新城到老城只需要十几分钟，好像穿越了不同的年代、不同的族群。新城多是汉式建筑，有喧闹的夜市，各式摊贩，天南地北的面孔；老街是维吾尔族人聚集地，

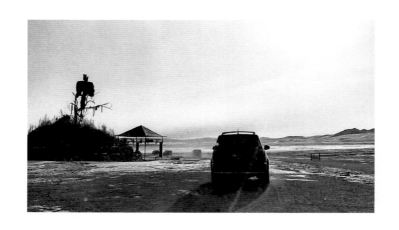

有大巴扎（集贸市场）、鲜艳的地毯、馕、水果、牛羊肉，还有裁缝店。无花果是新鲜的，咬一口，绵软、细嫩甘甜。老城的一个标志性建筑是大清真寺，星月的标志高悬在二十五米高的门楼上，据说比喀什的大清真寺还要高大。

白天，库尔勒城来自五湖四海的人们辛苦辗转，各自觅食；入夜，小城才迎来一天中最热闹的时刻。客运站广场上，扯起高高的汽灯，"嘶啦啦"作响，把广场照耀得如同白昼。劳作了一天的人走出屋子，不同层次的人在不同地段消遣。人们比肩继踵，面红耳赤，大声喧哗。到了午夜时分，人群散去，或者一阵狂风暴雨掠过，满天纸屑乱飞，污水横流，这座被沙漠包围的小城，便有了那铅华洗尽的落寞景象。

我在这样一个小城住了四五天，等到一辆油田的给养车，到塔中一号去了。

二

塔中一号不是地名，是塔里木油田一个作业区。我最终要去的地方，是塔中一号的一个作业点，编号1468。

只记得，那天是午后出发，在沙丘间翻上翻下开了好几个小时。除了沙丘，还是沙丘。夕阳西下时，在视野边际，在金色阳光里，看到沙漠中出现一个白色的区域。这就是1468。

1468的人兴高采烈地等着我们，从给养车上搬下了矿泉水、蔬菜、肉，还有远方的书信。这个生活区，其实是由十几辆白色车子组成的方阵。有宿营车，厨房车，还有活动室。白天，工人们出去干活，晚上回来睡觉；如果更换作业点，就浩浩荡荡开上车，换到另一个地方扎营。我把他们称为"沙漠里的游牧部落"。

我的任务是到这里深入生活，歌颂工人的奉献精神。这是我记者生涯里最小的采访点，整个工作区域只有上百平方米。1468的工人也只有十几个。队长叫英浩，河北正定人，1960年出生，甘肃长庆石油学校毕业，参加过1983年的塔里木石油大会战。他高大、清瘦，满脸络腮胡子，肩膀很宽，黝黑的脸，一笑就露出洁白整齐的牙齿。总之，是很潇洒的一条汉子。

因为活动区域太小，几天之后，我就和工人们熟得不能再熟。每个人的故事至少听了两三遍，而且大多千篇一律。无非是毕业后或者招工后到塔里木油田工作，辗转于各个作业点，很辛苦，很寂寞，很想家。

工人们最初对我好奇，两天后就淡了，只因英浩有接待之责，不时陪我聊天。于是知道他的家安在河北，老婆在当地务农，有一个女儿，每年他只能回一次家。他害怕回家，因为一个月后还要再离家，"那个滋味实在不好受。"

在茫茫塔克拉玛干沙漠里，这里犹如一座孤岛。作业队有一台卫星电话，节假日时才允许和家里打个电话。在宿营车一侧，我看到贴着一条标语："只有荒凉的沙漠，没有荒凉的人生。"话虽如此说，常年待在静如月球的沙漠，心境怎么能不荒凉呢？

白天，工人们到野外作业，我跟着去过一趟。太阳很烈，活很重，我只能旁观他们作业。一次去过，就不再去，待在营地，没事干，就去帮厨。有两个女炊事员，其中一个二十多岁的姑娘，是本地人。这姑娘矮胖，扁脸，头发稀疏枯黄，脸色黑红。尽管如此，工人们一回来，仍然围着她献殷勤，把她宠得像一个骄傲的公主。我猜想，她将来一定会怀念这里的生活，因为她恐怕很难再如此受宠。

采访早已结束，但给养车不来，我动不了。困在这几百平方米的地方，真的非常无聊。沙漠昼夜温差很大，白天，宿营车被太阳烤得火热；晚上，有人喝酒，有人发呆，有人打牌。我想安静，就搬一把躺椅，到宿营区外一个沙丘顶上躺下，看天、看星星。沙漠上一片死寂，一丝光亮也没有。天似穹庐，满天星星闪亮，好像一张大网，铺天盖地撒下来，把我完完全全地罩住了……

几天后，给养车来了。我随车返回库尔勒。工人们都出外干活，只有两个女人系着围裙送我。车开动，从车窗回望，刚过两个沙丘，宿营地就看不到了。等到车再攀上一个沙丘，再回望，1468已成茫茫沙丘中一个小小的白点。突然地，一股莫名的伤感涌上心头。我知道我再不会来这个地方了，我的生命史又翻过了一页。

三

两年过去了，也许是三年、四年（日子日复一日，谁也懒得计算），秋天，我去西藏，采访青藏道班。

青藏道班散布在青藏公路沿线。我从拉萨出发，一路向北。这是一个好天，秋高气爽，草原渐渐开阔。残雪给羌塘大地增加了些许亮度，雪峰在料峭的蓝天下凝滞不动。牧村在远处的山脚下静静地横着，像一条条五色板……寂静而美丽。

车过羊八井，景物骤然不同。羊八井海拔四千米，属高海拔地区，只有灌木。在羊八井，我搭上一辆便车，继续前行。此后的路段，荒原一望无际，景物变得苍凉。在其中待久了，你会明白文人骚客对荒凉的赞美是多么苍白。置身其中的人们，最大的愿望就是看到树，看到人，看到灯光，看到房子。

车行在亘古高原上，大家都没有心情说话，盼着赶紧到此行的下一站——那曲。那曲是一个地级市，是藏北的热闹所在，有房子，有城镇，有人。

沉寂中，司机突然开口："那曲要到了！"我一怔，赶紧看窗外，什么也没有，于是问："你怎么知道？"司机停下车，说："你听！"

我打开窗户，侧耳倾听。隐隐约约中，听到一阵"哗啦啦"的声音。"就是它。"司机说，前些年，那曲人翻修房子，很多人家用白铁皮覆盖房顶。这些白铁皮很轻很薄，而那曲风很大，一遇到大风天，白铁皮就会发出"哗啦啦"的响声。过往的人听到这个声音，就知道那曲要到了。

听司机如此说，大家都很振奋。连汽车似乎都兴奋起来，奋力往上挣扎。爬上一个高坡，又爬上一个高坡，眼前豁然开朗。

果然，正前方的山坳间，一大片房屋鳞次栉比；房顶上，一块块白铁皮在阳光照耀下，闪闪发亮。

那曲到了。

那曲是藏北重镇，在唐古拉山和念青唐古拉山之间，长江、怒江、拉萨河、易贡河等大江大河发源于此。那曲镇又是那曲地委、行署所在地，因附近有条河叫"那曲"而得名。尽管如此，我所见到的那曲镇还是非常荒凉。当地最好的建筑也不过是几排破旧的平房，地委就在那里面办公。

我在那曲地委招待所住下，然后去地委宣传部，想找一些当地的县志之类。在宣传部没有碰到人，却巧遇地委副书记，一位内地来的挂职干部。他见到我异常亲热，拉我到他的办公室，非常饥渴地询问内地的情况。他在这里挂职两年了，不知何时能够调回，满心惆怅。

他领我到地委食堂吃了晚饭。临别送我一份"藏北四宝"。这份礼物我收藏了很久。多年后，有一次我想打开看看，一捏起其中的冬虫夏草，它就化成了粉末。

在他和我谈话的时候，不知何时，窗外雨声四起。晚饭后，我冒雨回到了招待所。那时没有手机，没有电脑，房间连电视都没有。我枯坐无聊，就在硬板床上和衣躺下，听着雨打房顶的声音，想着一路的事情……渐渐进入朦胧中……突然，仿佛

"咣"的一声，门外走廊上进来很多人。我被惊醒了。我努力辨认有多少人，是什么人？这时听到了一个声音："英浩，这钻头放哪儿？"

英浩？我大脑迅速转动起来。又一个声音响起："放我屋，小心点，别弄坏了！"这个熟悉的声音唤醒了我的记忆，我没穿外衣就冲出了房间，"英浩！"我大叫一声。

英浩看到我，愣了一下。他比几年前更加黑瘦，络腮胡子爬满了脸颊。一身工装，满身泥水，两眼血丝。他认出我来，叫了一声，"张记者！"

我们在走廊上立谈了一会儿。他手里始终抱着一卷东西，未曾放下。我得知后来他离开塔里木，奉调藏北油田，现在已经是大队长了，明天就要开拔到藏北无人区；我问了问他家里的情况，得知他的女儿已经上初中，"成绩不好，没人管。"

"英浩！"他的同伴又叫他。他抱歉地对我点点头，我说了声："明天聊。"他就急急走开了。

当晚，因为兴奋，我久久没能睡着，想到了很多与命运有关的东西。第二天一早，让我搭车的司机就要上路，问我是否一起走？找车不易，我决定同行。临行前，我想找英浩打一个招呼，这时才发现，我并不知道他住在哪一个房间。我在空空荡荡的走廊里徘徊了一会儿，几个房间里都传出鼾声和沉重的

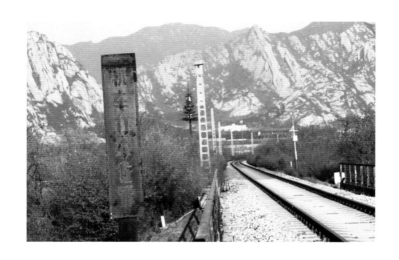

鼻息……司机又在催我，我犹犹豫豫，最后看了一眼走廊，若有所失地离开了。

　　车继续往前开。脚下是起伏的高原草甸，背后是巍峨的群山，天上一只孤鹰在翱翔。不知怎的，脑海里又浮现出两三年前在 1468 队的往事……我怅然若失，一次偶遇竟如此匆匆告终。他为何总在这艰苦的地方？他将往何处，未来的生活又会怎样？转念一想，人海苍茫，命运无常，有此偶遇已属难得。像他这样一个四海为家的找油人，和我这样一个到处乱跑的记者，彼此的命运又能有什么交集呢？

从西宁到玉树

一

汽车"呼哧呼哧"地爬到半山腰，天地间已是迷蒙一片。雪还在下，刚落下的雪花和结着细冰的公路融为一体，使得冰层又厚了一分。大团大团的云雾擦着龇牙咧嘴的乱石往峡谷滑去，山脚下几辆汽车像甲壳虫一样困难地蠕动。这里是通往日月山的盘山公路。

这是 1995 年 1 月，离春节只有十几天了。当时我任工人日报社机动记者，听说青海玉树发生百年不遇的雪灾，心中一动，一张机票把自己派到了西宁。工人日报青海站站长蒙景辉已经在那里等我。

和往常一样，景辉兄想找一辆车下乡。可是临近春节，又是去玉树，几个单位都托词拒绝。无奈，只好去坐长途车。因为大雪封山，长途车也停了。我只好在西宁住下，天天打探消息。到第四天，雪小了些，得知有一班车要开行。我们早早来到车站，院子里已密密麻麻挤满了回乡的藏民，还有几个要去玉树公干的汉人。像我们这样的外地人，恐怕不会再有。

到了发车时间，因为藏民们携带的行李太多，在车顶上垒出一米多高，头重脚轻，司机拒绝开车，气咻咻地蹲在墙根下抽烟。对峙中，有些人等不及，又怕危险，就拿下行李走人。等到下午四点多，司机突然站起来，把烟头朝地上一扔，说了声"走"！于是大家蜂拥而上，我们也被裹挟着上了车。

车出西宁不远，便是海拔四千多米的日月山。雪下得更紧，天地间一切都被遮掩，只剩下这座庞大的雪山，顶天立地般耸立在眼前。

快到山顶，高海拔加上结冰的路面，汽车终于爬不动了。司机让乘客下车推车。这次大家很听话。我和藏民们一样，把住车的一边，头也不抬使劲推。不知道推了多远，只看到结冰的路面在脚下向后滑去。

"呜哇——"听到身边的藏民们一片欢呼，原来车已经被推到山顶。雪在这时却停了。我站在山口努力向西望，希望能远眺青海湖，可是天空仍是翻滚着的阴云。

二

下山路上，因为刚刚合力推车结下了友谊，车里的气氛活泼了很多。于是我知道左边的汉人是玉树地委的干部，去西宁出差后回乡；右边的藏女是玉树人，在西宁做生意；前排一位有着乌黑眼睛的姑娘，爸妈都是援藏干部，在西宁读书，回家过春节。他们得知我从北京赶来报道雪灾，都瞪大眼睛流露出不可思议的表情。前排一个藏人伸手捏了捏我穿的皮夹克，用生硬的汉话说："穿这点衣服还想上玉树？"于是车里一片惊叹声。不知从哪里传过来一件羊皮藏袍，毛已经脏成灰黑色，结成一缕一缕，一股羊膻味扑鼻而来。我犹豫了一下，还是把它裹在身上。能感觉衣服里子上还有体温，一定是车上某位刚脱下来的，心里小小感动了一下。

天渐渐黑下来，车过倒淌河，进入湟水谷地。车速很快，车窗外一排排树影飞快向后掠去。这里比西宁荒凉了许多，谷地里没有一丝光亮，只看到一条白色的路面在前面延伸。沿途没有吃饭的地方，大家分吃自带的食品。人们叽里呱啦地说话，车厢里满是快活的气氛。我没带吃的，好在有左邻右座施舍，吃了几块馕，嚼了几条干牛肉，倒也不饿。

终于在漆黑的夜色中见到星星点点光亮。这是一个叫温泉的小镇，仅有十几栋破旧的土砖房子，孤零零地站立在荒野上。一个车站，几处商店。汽车很快穿过了小镇。

沉沉夜色中，睡意降临。大家随着汽车的节奏，前仰后合。在通往睡眠的路途上，我似乎听到一个女人在念经，单调的声音如潮水如低吟，时断时续、时高时低。

突然，车里爆发出一片喧哗。我睁眼，看到靠窗的藏人在开窗，探出身去，把攥在手里的一张张纸片朝外抛撒。好几个女人大着声音一起念经。后来得知，这里是阿尼玛卿山。在我睡梦间，车已越过阿尼玛卿山口。藏民们在过山口时抛撒五色经幡，以求吉祥平安。

回京后查书，得知青海的阿尼玛卿、西藏的冈仁波齐、云南的梅里雪山和玉树的尕朵觉沃，并称为藏传佛教四大神山。"阿尼"是安多藏语的译音，"玛卿"的意思是黄河源头最大的山，有雄伟壮观之意。这样一座山竟然被我稀里糊涂地错过，懊悔不已。

三

又朦朦胧胧继续着碎片式的睡眠。突然间，"咣"的一声，意识恢复了。眼前一片光亮，阳光从左侧车窗里横掠过来，穿透了整个车厢。这是高原的阳光，质地金黄，热烈地刺得我睁不开眼睛。我发现自己置身于一个崭新的世界。车窗外茫茫一片雪原，远处地平线上，是骨骼雄奇的群山，戴着巍峨的雪顶，连绵不绝。这里已是青藏高原腹地，那山就叫巴颜喀拉山。

接下来是一段艰难的行程。虽已是晴天，但山路冰封难行，

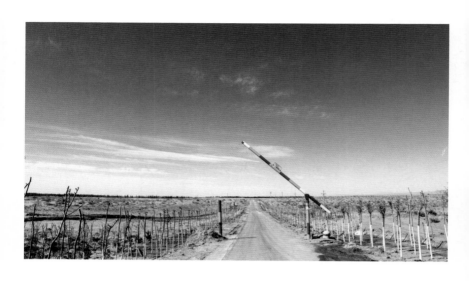

我们的车又载货太多，车速极慢。有几段山坡，车轮打滑，乘客们只好下车，把外衣一件接一件铺在冰面上，让汽车开过。

这时，大家和司机已经结为好朋友。司机是个身材高大的汉人，满脸络腮胡子，不停地抽烟。他把烟一直叼在嘴上，两手紧紧抱着方向盘。好几次，他独自下车，用火焰熊熊的喷灯烘烤被冻住的水箱。他的眼睛被冻得泪水直流。

这里的海拔已经有四千多米。我开始有高原反应，头脑昏昏沉沉，两眼直瞪瞪地看着沉闷的荒原。在这里，已经能察到雪灾的影响。空旷的雪野中，不时见到一群群牛羊在牧人驱赶下缓缓移动。有人告诉我，这叫"转场"，是牧民们在寻找新的生息地。

一路上，白色的羊群、黑色的牦牛群若隐若现。在野牛沟，公路上竟站着两只大灰狼，和汽车对峙；司机连按几声喇叭，它们才懒洋洋地离开。在黄河源头玛多，看见几群野黄羊，有的是三只，最多的达十六只，站在路边向汽车张望。这些过去见人就躲的小生灵，雪灾中没吃的，也被逼得跑上了公路。

汽车又渐渐驶进了深夜。前面就是巴颜喀拉山口，我兴奋起来，请求司机为我停留一会儿。司机慨然应允。左邻右座耐心等我，让我不要着急。我下车，仿佛站到了月球上，荒凉、苍茫。此地海拔五千多米，缺氧，每走一步都很费劲。缓行到一座小山坡上，我看到一轮昏黄的月亮，像一个圆脸盆，懒洋洋地悬在前面的矮坡顶上，好像一伸手就能捞到。我用很大的意志才克制住飞奔而去的欲望。

夜空透明，星光璀璨，这里是真正的万籁俱寂。

四

天亮后，汽车就下山了。海拔渐低，汽车轻快地滑行。从这里到玉树，最后一个险要处是通天河大峡谷。

通天河是长江的上游，自远古以来，日复一日，河水把高原石壁切出一条深深的峡谷。这条峡谷足有几百米高，汽车沿着公路，向上盘旋了三个多小时。高原上的阳光格外强烈，在峡谷，真切体会到"阴阳割昏晓"的意境。在汽车终于从谷底盘到谷顶的瞬间，我有从黑暗中骤然脱身而出的感觉。

出了通天河大峡谷，离结古镇还剩一百五十公里。这里已是雪灾区，沿途到处可见倒毙的牛羊。在一段靠近公路约两公里长的坡路上，粗略一数，死畜竟达六十余头。有的牛羊被扒去皮后血肉模糊地躺在白雪中，与蓝天、白云、碧水和雪山构成的绝美风景，形成极不协调的对比。

结古镇坐落在一个 T 字形山谷里，是这一带最繁华的所在。镇上有房子，有人，有商店，有灯火。到了这里，仿佛又回到了人间。

此地距西宁不过八百多公里，因为高原路难行，竟用了整整两天时间。

休整一天后，我就到雪灾最严重的杂多县去了。

C

失莫云记

到了玉树州州府，继续往县乡去。

去哪里？我注意到莫云这个名字。我有一个毫无道理的偏好，就是"以名取地"，即听说一个好听的地名，就会无端向往这个地方。比如贵州的都匀、荔波，四川的雷波、美姑，湖北的大悟、建始，西藏的定日、灵芝，等等。既然向往，日后有机会就想去看看。有的去了，心满意足；也有的去了，败兴而归。不过这没什么，人生总不可能事事如愿，对吧？

一

我是在暮色中进入玉树州州府结古镇的。

这是北京时间晚八点左右，天还没全黑，昏黄的路灯已亮了起来。街道坑坑洼洼的，暗影中一堆堆黑色是积雪。小镇破落，多是平房，偶见几座小楼，挂着白底黑字的牌子，想必是政府机构。天奇冷，行人稀少，行色匆匆，急着往家赶。

汽车并不进站，在路边停下。车门一开，相处了两天、结下了深厚友谊的一车人，就如水银泻地一样，转眼间散去了。剩下我和蒙景辉两人，惶然四顾，打算去找州委招待所。

招待所是一座二层小楼，整层只有我们两个客人。正怅怅间，有人来访。来人自称玉树州州长韩文录。我们既惊且喜，一下子有了找到组织的感觉。我惊讶于他消息灵通，原来同车有一位州政府食堂的女工，她一回去就把有记者来的消息传了开去。"你们是第一批来报道雪灾的记者！"他对我们表示感谢。

韩州长四十多岁，藏人。他魁梧高大，肤色黝黑，戴一副黑框眼镜。眼睛布满血丝，面容疲惫，他说自己三个月没有好好睡觉了。不过讲话时，依然中气十足，表情和动作都颇夸张。

韩州长告诉我们，雪灾年年有，这一年却是前所罕见。头年十月，第一场雪刚融化，气温陡降，紧接着第二场大雪；雪凝成冰，冰上加雪，厚厚冰层日晒不化，风吹不走，酿成百年不遇的重灾。玉树总共 24 万人，贫困人口达 15 万；全州 6 县48 乡，有 3 县和 34 乡不通电，11 个乡不通车。交通完全中断，牧民们没吃的，没柴火。先是牛羊一片片死去，再往后，连人恐怕也保不住了⋯⋯

韩州长希望我们早点发稿，越快越好。我当即把他说的写在纸上。他看了一遍，站起来说："走！"我随他来到地委大院机要室楼前。此时已是深夜十二点，办公室没人。我问："去找钥匙？"他说："不必要。"拿起一块砖头，敲破窗玻璃，胳膊伸进去把窗弄开。然后翻窗而入，打开门，接通了州里唯一的一台传真机。

我发出了第一篇报道。

二

接下来的几天，我们受到了特别的优待。

玉树州平均海拔 4200 米以上，此时又是冬天，气温最低到零下三十多摄氏度。我离开北京时，特意穿了一件很厚的皮夹克，到了这里就像纸那么薄，于是临时找了件军大衣裹在外面。晚上，房间里冰冷冰冷，早上一起床，墙壁上竟然挂着一层淡淡的白霜。那可是我们呼出的气啊。

第二天晚上，韩州长派人送来两个电热毯。通上电，一股暖意丝丝缕缕弥漫上来。

用车也得到保证。这几个月，韩州长在玉树实施了"战时共产主义"政策，全州的物资、人员、车辆，由抗灾指挥部统一调配使用。我们用的车，今天是教育局的，明天是卫生局的，后天又是畜牧局的。

吃饭安排在地委食堂。第一次吃饭，就遇到同车那位藏族姑娘。她看到我们，满脸满眼盈盈笑意，领我们到院子后面一个房间，那里是给干部吃的小灶。饭菜未必多好，但热乎，饭碗捧在手上，一股热量从手心直透心底。

唯一不方便的是，招待所没有卫生间，只在大院里设了一间厕所。白天无所谓，夜里要在严寒中走一趟，的确是畏途。当夜，我想上厕所，从被窝里钻出来穿衣服。景辉兄用浓重的西宁口音说："小张啊，你要干啥哩？""上厕所。"我无奈地说。景辉兄一指窗台："费那事干啥？"我犹豫，终于在文明和方便之间，选择了后者。我披着衣服，脸向外，哆嗦着站上了二楼的窗台。

在结古镇待了两三天，我提出要去莫云。韩州长不同意，怕有危险。推了几天，实在却不过，给我派了台车。他送我上车，再三嘱咐："不能出事！"

三

高原的天阴晴不定，出了结古镇，海拔骤然升高，天上又飘起雪花。山路上积冰未化，冰上加雪，道路湿滑难行。

给我开车的司机叫扎西。他显然是一个老手，大咧咧的样子。每当我说话，他必定要转过脸看着我，我赶忙纠正："别看我，看路！"

终于出事了。

那是一个陡坡，顶端是急拐弯。扎西应该下车装防滑链，可他心存侥幸，硬往上开。开到顶坡拐弯处，车在下滑和攀行之间挣扎了几下，终于土崩瓦解，斜着向路基外滑去。

"快跳车！"他把着方向盘大喊。好在车速不快，我推开车门跳了下去。眼睁睁看着车滑过路基，翻倒在路边雪堆里。

厚厚的积雪起了缓冲作用，人和车都没损失，安然无恙的扎西故作镇定地从车里爬了出来。天色不早，我们商量了一下：如果弃车前行，不知道走多久才能遇到人烟；毕竟车还是一道安全屏障，于是决定在车里等待救援。

天黑了，仍没车经过。这意味着要在这里过夜。扎西这才有些慌张。此地海拔近五千米，到了夜里，气温会降到零下四十多摄氏度。缺氧，严寒，假如再来一阵大风，发生雪崩……

他警告我，无论如何不要睡着，"你一睡着，就睡过去了！"正好车里有一条风干的生羊腿，他拔出藏刀，削下一长条，递给我："放嘴里，一直嚼，有营养，不饿，还能不睡觉。"

我把那条生羊肉接过来使劲嚼，硬邦邦的，硌得牙床疼，居然能品出一丝丝甜味。

夜深了，气温如期下降，我们仰躺在车里，把所有能盖的东西包括麻袋、报纸，都盖在身上。"可不敢睡着。"扎西再三嘱咐。

"我们说说话吧。"扎西给我讲了很多故事。他说藏族人品性好。他举例说，一个人早上出门，看到一摊牛屎，想要，没带家伙，就插一根草在上面。其他人看到这根草，知道这堆牛粪有主，就不会动了。"我们会打架，抢东西，但不会偷东西，不撒谎。"

夜深了，寒气从车缝里不断侵袭，空气稀薄，呼吸困难，舌头不听使唤，说话也费劲。"不要睡着。"扎西不断提醒我。

这是我第一次感觉离死亡如此之近。我觉得身体的热量一点点被带走，连胸口也发凉了。有些恐惧，头因缺氧有些昏沉，杂七杂八的念头蜂拥而至。朦朦胧胧中，听到扎西叫我，"不要睡着，不要睡……"再后来，又听他说，"好，睡吧，睡一会儿，我也睡一会儿……"

原来，天色发白，最困难的时候已经过去，扎西觉得可以睡一会儿了。

当我醒来时，太阳已经升起老高。金黄的阳光从前方山顶探过头直射下来，整个世界只剩下金黄和雪白两种颜色。

四

沐浴在晨光里，我们很兴奋，决定不再坐等，往前走。

山道上雪仍然很厚，没过脚踝。缺氧，肚子饿，每走一步都很费劲。天晴了，除了向阳的山坡有零零星星草皮，到处仍然被积雪覆盖。几头牦牛在山坡上啃草皮，公路两旁随处可见死牛死马。不少野狗钻在尸堆里啃肉吃。

午后，我们终于在前方看到一排房子，像见到救命稻草般往前奔。这里是玉树县上拉秀乡。我永远不会忘记这个地方，因为在这里喝上了一大碗滚烫的面汤。而后，我们沉沉睡下，一夜无梦。

第二天一早，乡里派出几个壮劳力随扎西去抬车。扎西希望我跟他回去，我不肯。我说："我要去莫云。"

乡长倒很帮忙。乡里有一台农用车，可以送我一程。我和扎西使劲拥抱了一下，就此告别。后来我再也没有见过他。

农用车"嘣嘣嘣"送我翻过一座高山，进入杂多县境。

县城里有几排砖混结构平房，分别是粮站、商店、邮局、卫生所的办公地。公路上聚集了不少来赶集的牧民，几辆架子车和手扶拖拉机上堆着牛头和牛腿。一个肉摊旁放着一架台球案，四个年轻人在打台球。围了一群人在看热闹，其中还有一个穿袈裟的小尼姑。

县委所在地也不过是几排平房。院子里很安静，干部都下乡了，只有副县长尕玛留守。我提出想去莫云，理由是听说莫云乡有几个村上千人，曾经和乡、县政府长时间失去联系。

尕玛说："我给你找些数据。"他翻出一个《情况汇总》念给我听：一个月来，莫云乡 677 户牧民有 41 户绝畜、541 户断粮；有位牧民家 300 多头牦牛一夜之间全被冻死；乡政府 16 匹马只剩下 2 匹。

我还是坚持去现场。尕玛为难地说，莫云不通车，只能骑马，"你不会骑马吧？"又自言自语，意思是他太重，马没吃饱，驮不动两个人。

他想了想，喊了一声："央金！"

"哎！"门外答应一声，一个姑娘小跑进来。这个名叫央金的姑娘，十七八岁，黑瘦黑瘦，身材窈窕，黑发编成小辫子盘在头上。她的脸很脏，应该是很久没有洗过了，满是污垢，还有冻伤。不过，她的眼睛黑亮黑亮，忽闪忽闪，鼻子和嘴小巧端正。我立刻喜欢上了她。

尕玛用藏语和她哇啦哇啦说了一会儿，又急又快，像削萝卜皮。央金听着，不时偷看我一眼，捂着嘴哧哧地笑，随后喜笑颜开地跑走了。

尕玛对我说，央金是县里的通讯员，会骑马，派她送我去，一定安全。

我问："她愿意吗？"尕玛说："愿意得很！我们藏族很大方的，哈哈！"

说话间，马已备好。央金纵身一跃，跳上马背。尕玛站到马旁，曲起一条腿，指了指；我会意，左脚站上他的膝盖，他两手一托我的右脚，我"腾"地跃上马背，扳住央金双肩；央金缰绳一松，马就"哒哒哒哒"上路了。

五

这是一段令人愉快的行程。风景绮丽，高头大马，美人在怀。央金的个头和我差不多高，贴着她的后背，她藏袍上浓烈的羊膻味和脖领里温热的少女气息混杂在一起，竟让我产生了晕眩的感觉。

央金很快和我熟起来。她的汉语很糟糕，只能结结巴巴说几句。从断断续续的谈话中，我大约知道，她是个孤女。在青海藏区，生存环境严酷，常常一个家庭父母双亡，孩子就被邻居收养。邻居家多了个孩子也不当回事，和自家的孩子放在一起养，时间长了，竟分不清谁是亲生谁是收养。"阿妈对我很好，让我上学。"她说。

央金也问了我很多北京的事情。让我惊奇的是，她对北京的印象仍停留在那个时代。比如，她知道北京有一个天安门，上面有一个毛主席，总在那挥手什么的……

你一句我一句，正说得热闹，没想到我们的旅程戛然而止——拐过一个弯，路断了。

大概是发生了雪崩，本该是路的地方，矗立着一座庞大的雪堆。我们站的地方成了一个山洼，抬头看，前后左右都是雪山，像处于冰雪盆地。

央金蒙了，到底还是个孩子，抓着缰绳不知所措。此地危险，不可久留，"这不怪你。"我催她快走。央金完不成任务，又急又气，竟哭了出来……

在调转马头的时候，我转过身，作最后的回望。我知道，只要穿越这片雪崩区，就是莫云，就可以看到澜沧江的源头扎曲。可是，我的视线穿不透这座高耸的雪墙；而且，我也不会再来了……

不过，因为央金的缘故，我并不太感伤。许多年后，莫云，这个美丽的名字，于我而言，如竹篮过水，空空荡荡；所能留存下来的，只是一种感情的回忆。

在我的想象中，永存这么一幅图景：我和这位藏族姑娘骑在高头大马上，左边是陡峭的悬崖，立于天地之间；右边是幽深的峡谷，扎曲在谷底汩汩流淌。丽日当空，蓝天像是酗在雪峰间的一杯清凉饮料，透明而深远；远方，巍峨的雪山晶莹剔透，连绵不绝……

◎

光与影的人生

一

2014 年财新春节晚会上，我抽奖抽到一台三星手机，开始练习拍照。五年来，相机换了四台，摄影技术精进，攒了大量图片，才能够办"渡过"公号。

不止于此，摄影对我最大的帮助，是疗愈身心。我曾经写过一篇文章《作为疗愈的摄影》，如此总结摄影的几个具体好处：

其一，打破对负面思维的沉陷和反刍，哪怕只是暂时的。

其二，培养观察能力和感受能力，发现生活的美和意义。

其三，专注于对画面的技术呈现，训练集中注意力。

其四，锻炼身体，在行走中捕捉美好瞬间。

其五，与世界沟通，收获理解与感动。

可以说，这几年康复生涯中，摄影构成了我光与影的人生。

二

回过头看，我对摄影的爱好，是从拍风景开始的。后来，偶然的机会，看到一篇介绍摄影师吕楠的文章，随后学习了他的三个系列作品——"天主教""精神病院""西藏"，受到极大震撼。

我体会到，静物、风景，也能唤起人内心的感受，但人在摄影中的中心地位是无可替代的。从那以后，我从拍风景转为更多地拍人物；即使拍风景，也是拍有人在其中活动的风景。

很快，我又从拍一个人，过渡到拍多个人；并且追求在一个具体情境中，把多个人之间的关系拍出来。我认为拍人时，只有拍出人物关系才有意义。当你把人物关系展现出来，你面对的现实才是鲜活、完整的；你记录的故事、传导的情绪，才能在一片混沌中闪闪发亮。

可能最大的难度是，你拍摄的所有人，以及他们的故事，都是现实中真实的人。不能预定，不能干涉。这就要求拍摄者要有一双善于发现的眼睛，而这一切归根结底决定于他对生活的理解。

所以，当我在"知天命"之年拿起相机时，我应该不算是一个初学者。每当我心有所动、按下快门，这一幅幅影像其实融入了我前半生的全部人生积累。也许我想表达的，和所拍摄的实际情形并不完全一致，但我的感受是真实的。

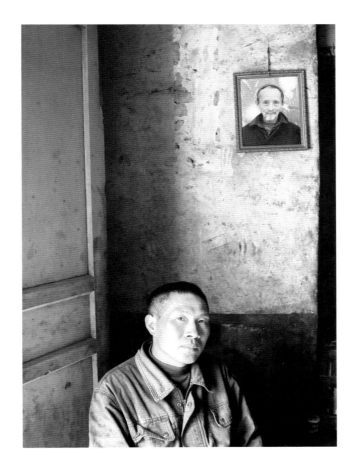

2017 年 4 月 16 日，贵州省桐梓县马鬃乡龙台村。
我在山间行走，又渴又累，到路边一间小卖部买水喝。房间简陋、破旧，但墙
上一幅照片吸引了我，我感觉这张照片点亮了这个沉闷、灰暗的房间。

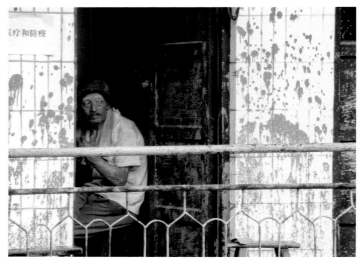

2016 年 7 月 24 日，河北省井陉县南峪镇贵泉村。

2016 年夏，晋冀豫三省太行山区山洪暴发，我率财新传媒一支小分队前往报道。这是一处少人知晓的重灾区。整个村庄被山洪冲毁，18 人遇难。在一个救助点，我拍下这张照片。这位灾民的眼神，形象地向我诠释了"惊魂未定"这个成语。

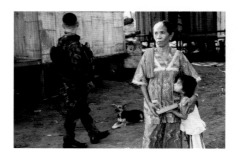

2017 年 7 月 30 日，菲律宾苏禄岛。

我在苏禄岛采访期间，当地有战乱，军方派了一支部队随行护卫。这天，我们到了霍洛岛上一个贫民区。看到突然有外人和军队闯入，村民们既新奇又惊惧，这张照片就摄于此时。

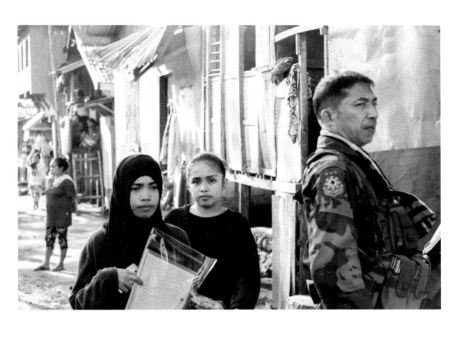

2017 年 7 月 30 日，菲律宾苏禄岛。
这张照片和上一张摄于同日，只是另一个场景。落日下，两个穆斯林女孩战战兢
兢地从军人身边走过。宛如电影镜头的画面，让我在瞬间按下快门。

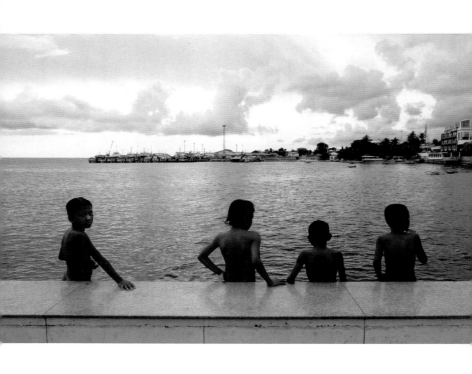

2016 年 6 月 12 日，菲律宾棉兰老岛三宝颜市。

采访间隙，中午时分，我在海边看到一群男孩在游泳，岸上一堆人围观。这些男孩个个被太阳晒得黢黑，一边不停地踩水，一边对着岸上的人喊，"比索，比索！"岸上的人向海里投下硬币，这些孩子便立刻潜水捕捞。

听当地人说，这些孩子叫"水猴子"，他们以给游客表演获取小费为生。

一会儿，孩子们累了。他们爬上岸，一边休息，一边瞭望远方的海天。

我在他们身后站了很久，拍下这张照片。

三

在三十年新闻生涯中，更多的时间，我是作为一名社会记者，关注工厂、农村、环境、权利、突发事件、社会变迁等这样一些民生问题。我喜欢漫无目的地行走在大街小巷、村舍田野，到不同的地域、不同的场景，观察不同的人们的生存状态。二十五年前，在《工人日报》当机动记者时，总编辑张宏遵对我说，要"沉入生活的底层，逼近思想的前沿，捕捉第一信号"——这个嘱咐，我至今还记得。

也正因为此，当我拿起相机时，会不自觉地把目光投向那些为生计而辛苦辗转的芸芸众生。摄影的本质是发现，有人喜欢拍花鸟虫鱼、日出日落，有人喜欢表现欢乐喜庆、岁月静好，这些都是值得认可的偏好。不过，我还是认为，一位有追求的摄影师，应该怀有对人类、对苍生的悲悯情怀。超越自我的视角，以及因时光流逝感而产生的情绪，会唤起一种崇高的美。

随着年岁渐长，我越来越坚定一个信念：一位写作者（包括摄影者）的最终成就，取决于他认识世界的真诚态度和实践的彻底性。艺术固然可以是超现实的，但作者本人对人类疾苦的理解，对底层民众的关注，以及对现实问题的干预程度，将直接影响其作品的品质；而人道、人心、坚持和信念的力量，是弥足珍贵的。

四

1988 年，我从中国人民大学新闻系毕业，到工人日报社工作，从此就生活在钟鼓楼、什刹海一带。三十年过去，逐渐对这里产生了很深的感情。2017 年 11 月 1 日，冲刺心理咨询师考试期间，我在朋友圈发了一组照片，写了一段话：

"几天不摸相机就手痒，傍晚扔下书本，到什刹海、钟鼓楼转一圈。望着皇城下熙熙攘攘的人流，一种'活着很好'的感觉涌上心头。在这一带生活了二十九年，我发觉我对北京已经逐渐产生了一种类似于故乡的认同感。这让我感到欣慰，因我一生漂泊，从不识故乡为何物。"

这天，整理旧照的时候，看到这段话，我有些明确了自己的审美趣味：我关注日常生活中普普通通的美。这一两年，仅仅在朋友圈，我发的有关钟鼓楼、什刹海的照片就有十几组，真是不厌其烦、乐此不疲。

我有这样一个习惯：每到一地，无论是国内还是国外，我都会起个大早（白天不一定有时间），去当地的村舍田野、大街小巷，菜市场、小胡同，见什么拍什么。在我看来，我遇见的每个人、每个场景、每段故事，都有其不可替代的意义。它们蕴含了人类生活的某种真相，我只想以摄影的方式，去发现，去理解，去记录；为之感喟、兴奋、伤感，或者迷茫……

熟悉我的朋友都知道，我对繁华都市、富丽堂皇兴趣不大。我喜欢到穷乡僻壤、异域边陲，在柴米油盐、平平淡淡中，去感受寻常生活。由此观察到的一切，都是整体环境的一部分，而人类的活动，则是其鲜活的背景。我想用影像把它们记录下来，就需要我保持抽离的眼光和角度，有一定的人生积累，有敏锐的洞察力，包括对按下快门最佳时机的把握。

对于我来说，摄影是一个爱好，同时也是应答生活的方式。它是人生长河的浮标，记录尘世的足迹，定位生命的时空。在照片中，我看到了一张张生动的面庞，一个个特定的场景，它们连缀在一起构成了我的生活，并在日常的疲惫、琐屑和无聊中，为我点亮生活的意义。

基于这些思绪，我更愿意把这些年自己的摄影作品整体定名为——《尘世》。

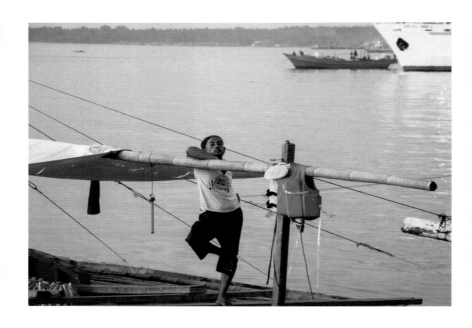

2017 年 7 月 30 日，菲律宾苏禄岛，一处不知名的海滨。

傍晚时分，我在海边拍照，突然清真寺的邦克响了，船上这位劳工停下干活，伏在船桅上休憩，他的神情触动我拍下这张照片。至今我还能回忆起清真寺的晚歌，洪亮悠扬，还有一份悲凉，美得让人不能触碰。

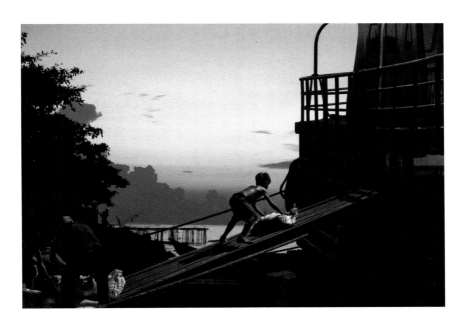

2017 年 7 月 30 日，菲律宾苏禄岛，一处不知名的海滨。
拍完上一张照片后，我继续往前走。天色渐暗，落日沉入大海。我看到一艘货船正靠
岸卸货，一个小孩混杂其中干活，动作非常熟练。余晖映照在他赤裸的肩膀上，像一
幅油画。

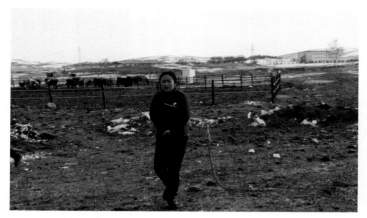

2018 年 2 月 19 日，内蒙古自治区赤峰市克什克腾旗。
春节期间，我去乌兰布统游玩，下山途中路遇牧羊女。天还很冷，她穿着单薄，显得有些瑟缩。

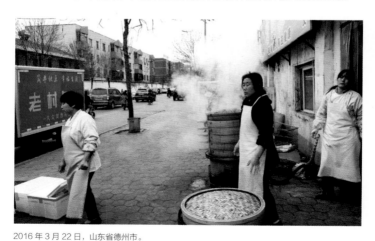

2016 年 3 月 22 日，山东省德州市。
天刚亮，三位女工就开店了。她们把热气腾腾的屉笼搬到店门口，疲惫而略带麻木的神情，让从她们身边走过的我按下快门。我猜测，为了一大早做生意，她们可能半夜就起来忙乎了。

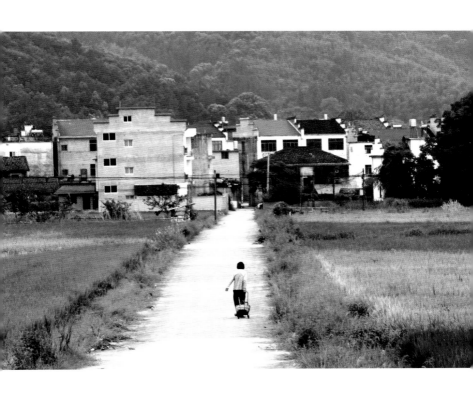

2017 年 8 月 20 日，江西省浮梁县。
赴瑶里途中。远方是连绵的群山，山脚下是连绵的村庄。一女子拉着小推车沿小路向
村庄走去，两旁是绿油油的稻田。

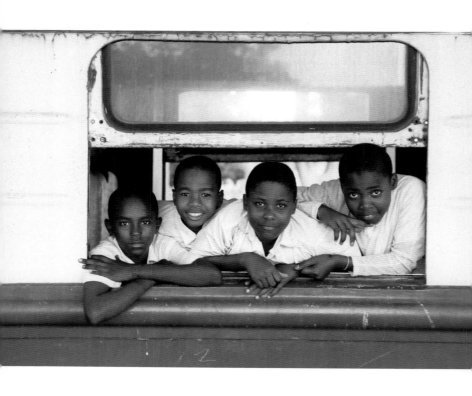

2018 年 11 月 4 日至 15 日，我漫游东非。
坦赞铁路上一个车站。我从站台上走过，这四个男孩从车窗探出头来看我。他们
的笑容和纯净的眼神，让我拍下这张照片。

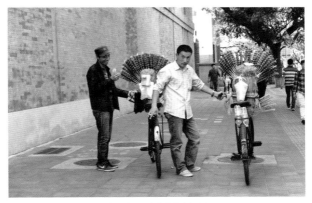

2015 年 10 月 2 日，北京西长街南口，卖糖葫芦串的小贩。

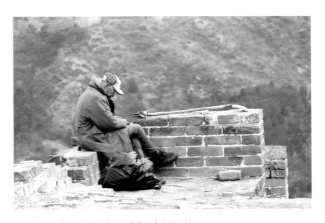

2016 年 11 月 12 日，河北省滦平县，金山岭长城。
一个凛冽的冬日，我登上金山岭之巅。天地苍茫，寥无游人，只有一位穿着军大衣的
长城修缮工在寒风中打盹。他的铁锹横放在断壁残垣上。

瞬间与永恒——关于摄影的哲思

【发现】

摄影的本质是发现。它的对象是生活，目标是美。

多数人，只是生活的过客，生命之河从他眼前流过，只留下流年梦影；少部分人，则能在其中发现美的片段，把它捕捉且表现出来——这就是摄影。

【瞬间】

摄影是瞬间的艺术。

它抓取的，是可遇而不可求的惊鸿一瞥。

瞬间已逝，永不再来，这正是摄影的魅力所在。

【永恒】

瞬间一旦定格，即为永恒。

【偶然】

瞬间即偶然。

你在上一分钟，永远不知道下一分钟会发生什么；你今天出门摄影之前，永远不能预知会有什么样的收获。发现偶然，把握偶然，是对思想和技术的全方面检验。

【必然】

偶然和瞬间，只要属于你，就成为必然。

【感动】

摄影是记录生活的方式。当你借助于照片回忆过去时，或许会产生"过去总是美好"的感喟。说到底，追求摄影，是因为它能给我们带来生命的感动。如同浮士德留下的最后一句话，"啊，你真美啊，请停留一下！"

【真实】

什么是真实？体现在镜头中的是真正的现实吗？不是。那是想象的异邦，是现实世界的切片。

真实是人的某种精神判定。

对真实的确认，首先，它是人的精神现象；其次，它是人的感觉经验与文化背景的吻合。成熟的摄影师不会是单纯的记录者，他是以一种独特的方式表现和解释他看到的世界。平庸的眼力缘于平庸的心灵。

问题是，怎样保证镜头里的现实和真正的现实是契合的？这恐怕是一个永恒而艰难的命题。

【想象】

哲学家柏格森说，任何一种情感，只要是通过暗示而不是因果关系产生的，就都具有审美性质。暗示总要被意识到才行，而意识到的就不再是暗示。因此，暗示是对自我的超越，不拘形式，不具目的。虽然它让人迷惘，但却真实；而由想象力捕捉到的真实，也就是美。

【情绪】

一个有意识的摄影师，在他端起相机的时候，内心深处总会带有一种若隐若现的怀旧情绪。从心理学的意义来分析，这是在疏解与周遭现实的紧张关系。人类原始的情绪，如恐惧、敬畏、向往、臣服等，体验越复杂，就越能明白人生的局限。

【悲悯】

不同的摄影师有不同的偏好。有人喜欢拍风景、日出、花、鸟，有人喜欢表现欢乐、喜庆，这些都是直观的美。不过我认为，好的摄影师应该怀有一种对人类的悲悯情怀。

悲悯的视角，以及因时光流逝而产生的情绪，会唤起一种崇高的美。相较而言，构图、光影、色彩只是一种技巧，一种态度。

【境界】

摄影作品的差异是境界的差异。不同的境界感受到的东西是不一样的，就像山顶的小草，再纤弱，也比山脚下的大树视野更开阔。人的各种感受，快乐、痛苦、悲伤等都是通过比较得来的。侠之大者，在于境界。

【交流】

和众多职业存在伦理一样，也存在摄影伦理。摄影如何不侵入被拍摄者的私人空间，是需要拿捏的。最理想的方式是能够与被拍摄者交流，获得他们的应允，甚至满足其意愿。

尤其，当面对弱势群体时，要对他们抱有起码的尊重，使他们的尊严、隐私不至于遭到影像的再剥夺。这体现着摄影师的人道情怀。摄影不是为了满足窥视他人生活的欲望，而应该成为真诚、改善的力量。

【沟通】

从本质上来看，摄影是一个人与世界沟通的手段，你的世界因摄影而扩大。人活天地间，无时不在与人沟通，与自己沟通，与社会沟通，与大自然沟通，摄影恰恰是一种个人化的、直指人心的沟通方式。

行者本色

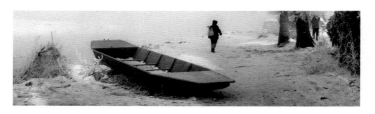

I

我是一个没有故乡的人。父亲祖籍南京，抗战中全家逃难到重庆，成年后辗转去香港，1949年从香港回内地，1957年被打成"右派"，发配苏北。我在苏北农村长大，1981年父亲平反，我随父亲从农村逐级迁居乡、镇、县、市，最后求学定居北京。前半生，我一直漂泊，从不识故乡为何物。

也因为此，我从小喜欢游历。大概还在小学，从《警世通言》上读到一篇故事，叫《李谪仙醉草吓蛮书》。其中讲道，李白得罪了皇帝，被逐出京城。皇帝怕他受苦，送给他一面腰牌，上面写着，"御赐李白无忧学士，逢坊吃酒，遇库支钱，府给千贯，县给五百贯"。于是李白好不神气，一路游山玩水，钱用完了，就到当地政府亮出腰牌，县令就得管吃管喝。

这个故事让我很神往。我从小就向往有这么一块腰牌，可以无忧无虑，走遍天下。

后来，读了大学，我毫不犹豫选择了新闻专业，很大一部分原因，是这个职业可以到处游逛。很长一段时间，我当的是机动记者，专门跑突发事件。我选择新闻题材，往往有两个考虑：一是看它新闻价值有多大，二是看这新闻发生在哪里。如果对这地方有兴趣，甚至仅仅对地名感兴趣，能引发我的遐想，我就会欣然前往。所以，三十年新闻生涯，我去过很多奇奇怪怪的地方。

当记者，就得能跑路。20世纪90年代，交通远没有现在这么便利，采访经费也不足，去偏僻的乡镇、矿山、油田，经常要步行。慢慢就练出了走路的本领。直到现在，我五十出头，依然健步如飞。一般十公里内，只要有时间，我从不坐车，抬抬脚就走过去了。

就这样，对"行走"的偏爱，贯串了我的人生。

II

2011年下半年，我突发抑郁。现在看，我康复得比较好有多种原因，其中之一，便是能走路。而走路，也就是锻炼身体，对于我的康复，起着举足轻重的作用。

在《渡过1》后记中，我这样写道：

"从病愈后第一天起，我就开始了体育锻炼。两年半以来，除了出差去外地，无一日间断。渐渐地，体力健旺，身体轻盈，走十几公里山路不觉得累……如今，锻炼已经成为我每天的必修课。一日不动，临睡前就似有所失，一定要补上才能踏实。晚上锻炼，穿行在树的暗影中，耳边风声飕飕，身体轻盈得似乎消失，竟会有一种凭虚御风的感觉。"

后来，我迷上了摄影，更是把行走和拍照结合在一起。和文字不同，每一张照片都是在实地拍摄的。最近四五年，我拍摄了上万张照片。为了拍照，不知不觉，几公里、十几公里就走下来了。这就是摄影的疗愈作用。

Ⅲ

2015年，我创办了"渡过"公号；2018年至今，"渡过"获得较大发展，我也渐渐被催生出雄心，试图"探索一条综合、全程、全人关怀、个性化的精神疾病疗愈之路"。

话虽如此说，五十岁后创业的我的内心深处，行者本色未变。比如，2017年，我给自己安排了创作《渡过3》的任务，历时半年，走过16个省区、28个县市，采访了四十多个人，这是我告别新闻职业生涯后又一次自费全国性游历。

时至今日，我当然愿意"渡过"的事业能够做大，越大越好，蓬蓬勃勃；我更愿意，当"渡过"渐成规模、可以自行发展后，我还能回归"行者"本色。

　　这就再回到本文一开始提及的"李白腰牌"的故事。那是 2001 年前后，我投奔财经杂志社，在那儿遇到一位同事，叫王明华，人称"王博士"。起先我真的以为他是博士，后来才知道他是修电脑的，因为技术好，大家笑嘻嘻地尊称一句"王博士"。

　　一次，和明华闲谈，得知他岁数不大，已经走了很多地方。他还告诉我，将来还要去哪里哪里什么的。我问："你怎么谋生呢？"他答："我会修电脑啊，现在谁都要用电脑，我到哪里都可以找到工作。先修电脑，攒了钱，再去下一个地方。"

　　很多年过去了，明华这句话我还记得。就是那次，我给他讲了李白腰牌的故事，还由衷地表示羡慕："你也有腰牌，就是你修电脑的技术。"

　　今天再次想到这个故事，突然间颇为自得。不经意的人生转向后，我现在也有三门技术在手：写作、摄影、做心理咨询——这三门手艺，似乎都是不会被人工智能替代的。

　　也曾少年轻狂，也曾睥睨天下，也曾志得意满，也曾舍我其谁。而今理想变得简单而纯粹：一技傍身，行走天下；不为物累，不缺钱花——这就是我理想中的行者本色。

　　且庄且谐，是为后记。

张进

2019 年 7 月 27 日

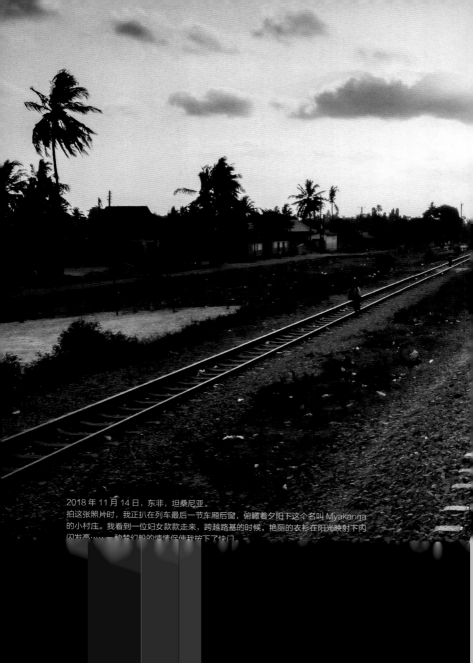

2018 年 11 月 14 日，东非，坦桑尼亚。

拍这张照片时，我正扒在列车最后一节车厢后窗，俯瞰着夕阳下这个名叫 Myakanga 的小村庄。我看到一位妇女款款走来，跨越路基的时候，艳丽的衣衫在阳光映射下闪闪发亮……一种梦幻般的情愫促使我按下了快门。

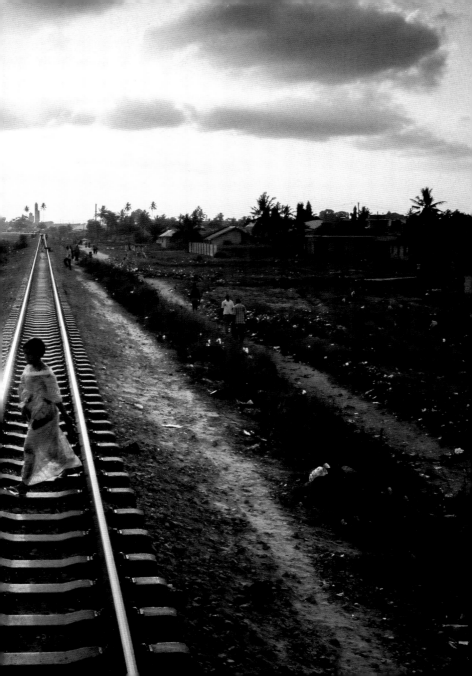

图书在版编目（CIP）数据

渡过：我的知与行／张进著． —— 北京：新星出版社，2019.10
ISBN 978-7-5133-3719-9

Ⅰ．①渡… Ⅱ．①张… Ⅲ．①抑郁症－防治 Ⅳ．① R749.4

中国版本图书馆 CIP 数据核字（2019）第 199080 号

渡过：我的知与行

张进　著

责任编辑：高晓岩
责任校对：刘　义
责任印制：李珊珊
封面设计：李　甦

出版发行：新星出版社
出 版 人：马汝军
社　　址：北京市西城区车公庄大街丙3号楼　　　100044
网　　址：www.newstarpress.com
电　　话：010-88310888
传　　真：010-65270449
法律顾问：北京市岳成律师事务所

读者服务：010-88310811　　service@newstarpress.com
邮购地址：北京市西城区车公庄大街丙3号楼　　　100044

印　　刷：北京美图印务有限公司
开　　本：787mm×1092mm　　　1/32
印　　张：7
字　　数：100千字
版　　次：2019年10月第一版　　2019年10月第一次印刷
书　　号：ISBN 978-7-5133-3719-9
定　　价：88.00元
